WILEY

CLINICAL EXAMINATION SKILLS

临床查体技能

[英] 菲尔·杰文　　主　编
Phil · Jevon

吴海鹰　李朝中　钱传云　　主　译

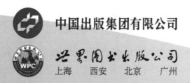

中国出版集团有限公司

世界图书出版公司
上海　西安　北京　广州

图书在版编目（CIP）数据

临床查体技能／（英）菲尔·杰文主编；吴海鹰，李朝中，钱传云译. —上海：上海世界图书出版公司，2023.8

ISBN 978-7-5232-0231-9

Ⅰ.①临… Ⅱ.①菲… ②吴… ③李… ④钱… Ⅲ.①体格检查 Ⅳ.①R194.3

中国国家版本馆 CIP 数据核字（2023）第 036733 号

书　　名	临床查体技能	
	Linchuang Chati Jineng	
主　　编	（英）菲尔·杰文	
主　　译	吴海鹰　李朝中　钱传云	
责任编辑	李　晶	
装帧设计	南京展望文化发展有限公司	
出版发行	上海世界图书出版公司	
地　　址	上海市广中路 88 号 9-10 楼	
邮　　编	200083	
网　　址	http://www.wpcsh.com	
经　　销	新华书店	
印　　刷	杭州锦鸿数码印刷有限公司	
开　　本	787mm×1092mm　1/32	
印　　张	7.625	
字　　数	350 千字	
印　　数	1-4000	
版　　次	2023 年 8 月第 1 版　2023 年 8 月第 1 次印刷	
版权登记	图字 09-2018-1113 号	
书　　号	ISBN 978-7-5232-0231-9/R·655	
定　　价	80.00 元	

译 者 名 单

主　译：吴海鹰　李朝中　钱传云

副主译：李　波　李　坪　罗吉利

参译者（按姓氏笔画排序）：

马柳梅　王　莉　王林波　孔德琼

田喆鑫　朱明贤　刘　硕　刘晓雪

江　晨　李　菲　李子镱　李文卓

李美菊　杨　莉　杨　婷　杨怡然

何羽颜　张　林　张　杰　张歆悦

周　娴　袁迎曦　黄永杰　董敏娜

喻　雯　温俊翔　谭　漾

（昆明医科大学第一附属医院）

译者序

　　临床体格检查贯穿在临床医生及护理团队的整个医疗行为活动中，虽然目前有各种先进仪器的广泛应用可以提高我们对疾病的诊断和治疗，但是正确的体格检查能获得患者宝贵的"第一手临床资料"，其重要性越来越受到医护团队的高度重视。《临床查体技能》是一本详尽介绍临床体格检查和病史记录技能方法的书，它采用人体系统介绍方法，首先介绍了病史和临床体格检查概述和疾病症状，使症状与体征相结合进行查体；其次，分别从心血管系统、呼吸系统、消化系统、泌尿生殖系统、神经系统、肌肉骨骼系统介绍相应检查顺序及方法；最后指出对重症患者的识别和早期处理至关重要。本书令人耳目一新的是，它并不局限于实际操作技能，而是提醒读者采取整体的方法，使用恰当的沟通技巧从而发展医患的融洽关系，以便进一步了解患者的个人情况以及这些情况可能会如何影响他们的病情。

　　菲尔·杰文，艾伦·坎宁顿，加雷斯·沃尔特斯等都是临床技能培训的专家，积累了丰富的经验和大量的查体图片，为本书的出版打下了坚实的基础。这本书内容翔实，深入浅出，是临床医生及护士进行体格检查的必备工具书；也可供医学和护理专业学生参考，阅读对象范围广。翻译出版此书，具有非常重要的意义。

本书的各位译者是长期从事急诊工作的临床医生,都是急诊重症专业的博士和硕士,具有优秀的英语基础和文字组织能力,能为大家提供质量上乘的译著。

感谢世界图书出版上海有限公司的各位同仁在专业书籍的编辑和出版方面的大力支持。

在翻译过程中难免会有谬误和不足之处,敬请各位读者不吝指教。

吴海鹰　李朝中　钱传云

2022 年 5 月 25 日

于昆明医科大学第一附属医院

前　言

　　临床体格检查一直是护理实践的基石，是护士专业发展的重要组成部分。它不仅可以使护士更好地监测患者，而且使他们知道何时及如何治疗患者。

　　过去护士进行的大多数体格检查都只是医生在检查期间持续监测和评估的一部分。但在越来越多的情况下，护士在护理患者方面起着主导作用，并且可能是唯一检查特定患者的医疗专业人员。护士工作时作为多学科团队的成员，他们往往是唯一能够在早期阶段观察到患者的病情变化给予干预从而可以避免危机的专业人员。

　　无论在何种情况下，护士称职、充分地进行体格检查，并了解检查结果的意义都是非常重要的。这本书将为护士们提供宝贵的帮助——无论是对于第一次学习这些技能的护士，还是对于那些希望更新这些技能并保持其能力的护士。这本书还对每次体格检查的各个方面进行了彻底的探究，给出进行这些检查的明确理由，将症状列于上下文中，并解释了体检结果的临床意义。同时分别讨论人体的不同系统及其体格检查，使读者能够依次关注每一个系统，强调了将它们结合为一个整体、全面干预的重要性。读者可以通过每章的学习测试自己以确保掌握了学习要点，而清晰合理的结构也使得这本书能成为快速查阅的理想参考书目。

一些体格检查程序通常被视为"常规"或"基本"护理，被委派给团队中最初级的成员。这样做常常会遗漏一些关键点。虽然每个实践流程可能很容易掌握，但它需要更多的知识来学习如何全面、高效和敏锐地进行完整的临床体格检查，并理解其结果的含义。因此，本书令人耳目一新的是，讨论并不局限于实际操作技能。提醒读者采取整体的方法，使用沟通技巧发展医患的融洽关系，以便了解患者的个人情况以及这些情况可能会如何影响他们的病情。这通常涉及一定数量的调查工作，寻找与病史有关的线索，同时进行持续评估，而这可能不是沿着最显而易见的路线前行的。因此，虽然初级工作人员可以承担一定的监测和评估工作，但我们不能忽视有经验的从业者参与的重要性。

我们希望这本书将帮助护士发展或更新她们的体格检查技能，认识到这些技能的重要性，并超越临床体检中许多单独而又简单的要素。一次好的体格检查可能看起来很简单，但它是一系列复杂技能和知识的综合体现，这本有价值的书清楚地表明了这一点。

安·夏特沃斯和凯瑟琳·戈弗雷

临床编辑

《护理时报》

序　言

当我在 1983 年 6 月接受实习护士培训时，临床体格检查考试只是医生的领域。然而，现今医疗服务已经发生了翻天覆地的变化。随着护士主导的诊所、轻伤病房、预约中心、夜间医疗服务等的出现，越来越多的护士现在被要求进行部分或全面的临床体格检查。随着欧盟工作时间指令的实施和初级医生工作时间的减少，这一趋势将持续下去。临床体格检查技能现在也包括在注册前的护理课程中。

《临床查体技能》是一本专为护士编写的书。这本书介绍了临床体格检查（和病史记录）的技能，采用了系统的方法，依次描述了人体主要的各个系统。虽然在不同的章节中分开描述，但每个系统的检查程序不应被视为完全独立的个体；当同时检查多个系统时，应在整个临床体格检查中使用单一的标准流程；实践出真知。

在进行临床体格检查时，护士必须尊重患者，获得知情同意，并保护患者提供的机密信息。此外，护士应确保在体格检查技能方面保持专业的知识和能力（护理和助产委员会，2008 年）。

必须强调的是,如果患者病情危重,建议采用不同的评估方法;第 8 章概述了在这种可能危及生命的情况下的评估方法——ABCDE 法则。

菲尔·杰文

参考文献

Nursing and Midwifery Council (NMC) (2008) *The Code: Standards of Conduct*, *Performance and Ethics for Nurses and Midwives*. NMC,London.

致　谢

　　我要感谢艾伦·坎宁顿(Alan Cunnington)善意地检查了这本书内容的真实性。我也很感谢加雷斯·沃尔特斯(Gareth Walters)和吴杨(Yang Ng)为本书作出的贡献。

　　我要感谢临床顾问吴杨(Yang Ng)、摄影师史蒂夫·韦伯(Steve Webb)、护士谢伦·朱尔(Sharen Juwle)和患者约瑟夫·西格(Joseph Seager)为本书提供照片的帮助。

　　第3章的部分段落与我和艾伦·坎宁顿博士合著的发表在《护士时报》上的文章相似。我很感谢他们允许我再次出版这些文章的部分内容。

　　我要感谢《护理时报》临床编辑安·夏特沃斯和凯瑟琳·戈弗雷为本书撰写前言。

　　最后,我要感谢威利·布莱克威尔出版社的马真塔·兰普森编辑和她的同事们的帮助、支持和耐心。

菲尔·杰文

目 录

第1章 系统回顾病史采集与体格检查

简介

在试图做出诊断时,病史采集(询问患者的不适)和体格检查以及进一步的相关检查是非常重要的(Cox & Roper, 2005)。尽管现在在诊断方法方面取得了长足进展,但病史采集和体格检查仍然是给出患者最适合的治疗方案的基础。

病史采集和体格检查需要一种结构化的逻辑方法,以确保获得所有相关信息,并且没有忽略任何重要信息。病史采集和体格检查的技巧很难获得,最重要的是,需要不断实践(Gleadle, 2004)。

本章的目的是给出病史采集和体格检查的相关原则。

学习目标

在本章末尾,读者将能够:

☐ 阐述病史采集的目的。

☐ 阐述如何与患者建立融洽的医患关系。

☐ 阐述病史采集的顺序。

☐ 阐述疾病的主要症状。

☐ 阐述临床检查。

☐ 概述检查和沟通的作用。

病史采集的目的

病史采集对于进行初步诊断非常重要,之后的体格检查和相关检查可以帮助确定或者修正诊断。病史采集将提供有关疾病和不适的信息;不适是患者的主观成分,描述了患者对疾病的体验(Shah,2005a)。仔细的病史采集将可能做出 78% 的诊断(Stride & Scally,2005)。

病史采集的主要目的是:

- 与患者建立融洽的医患关系。
- 引导患者说出相关症状。
- 找出疾病的线索。
- 进行诊断或者鉴别诊断。
- 基于患者的背景给出相应的诊断。

如何与患者建立融洽的医患关系

与患者建立融洽的医患关系至关重要。如果患者认为他们得到了护士的全面关注,他们更有可能准确回答问题并回忆过去的事件。

在开始病史采集与体格检查前考虑到以下这些问题有助于建立融洽的医患关系和让患者处于舒适状态:

- 积极的初步接触:在自我介绍的同时与患者握手。
- 隐私:向患者保证他们的隐私不会被泄露,尊严可得以维护。
- 患者姓名:明确患者希望被如何称呼(姓或名)。
- 患者的身体舒适度:确保患者处于舒适的位置,同时自己也处于舒适的位置,比如不会使患者坐在尴尬的角落上。

- 保密：向患者保证他们的所有信息都将不会被泄露。
- 姿势：避免站着或处于比患者更高的位置，最好坐在与患者相同的水平(图1.1)。
- 有效的沟通技巧(专栏1.1)：特别是有时间倾听患者的意见，并避免显得匆忙。

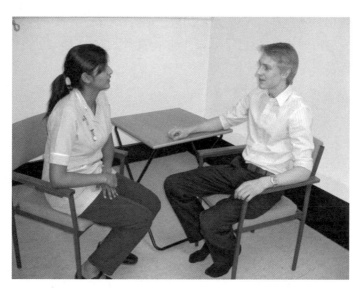

图1.1 帮助与患者建立良好的关系，坐在同一水平

专栏1.1 病史采集所需的有效沟通技巧。

病史采集涉及有效的沟通技巧，例如：

- 开始和结束诊疗的话语。
- 使用开放式和封闭式的问题。
- 使用身体语言。

- 善于倾听。
- 表现出尊重和礼貌。
- 表现出同情心。

(Shah,2005a)

通俗的语言：通俗的语言和理解是病史采集的重要方面，因为患者可能不理解某个特定的单词或短语，所以记得采用另一种表达方式，例如痰液或口痰；确保患者理解问题及给出的任何信息(Shah,2005b)。此外，如果可能，通过口译员进行沟通。

病史采集的顺序

建议采用以下病史记录顺序：

- 一般情况。
- 现病史和既往史。
- 系统回顾。
- 既往就诊史。
- 药物史。
- 过敏史。
- 家族史。
- 社会史和个人史。
- 患者的想法、关注和期望。

(来源：Ford et al. ,2005)

介绍

向患者介绍自己很重要，例如姓名、职位、确认患者的身份：询问他们的姓名以及他们希望如何解决。之后征求患者同意接受病史采集和体格检查。给出有关当前疾病的主诉和病史。到目前为止，病史采集和体格检查中最重要的部分是患者的主诉和现病史，伴随症状，通常有助于进行鉴别诊断，同时对于患者特别关注的症状给予相应的解释(Gleadle，2004)。

病史采集的很大一部分涉及询问患者主要不适从而获得患者主要症状。目标是按时间顺序记录相关事件，包括过程中给予的任何干预措施(治疗)和结果，以及患者主要症状的详细描述(Ford et al.，2005)。

询问患者此次就诊的主要目的。他们的叙述将为诊断及其对疾病的看法提供重要线索。让患者有足够的时间来描述，重要的是不要打断。简短的回答，如"请告诉我更多""继续"等，可以鼓励患者详细说明。

一旦确定主诉，必须仔细评估：

· 开始日期及时间。

· 谁注意到了这个问题？(患者、亲属、护理人员或是保健专业人员。)

· 患者采取了哪些初步措施？(任何自我治疗方式)有帮助吗？

· 什么时候寻求医疗帮助？为什么？

· 医疗保健专业人员采取了什么处理措施？

· 从发病起发生了什么？

· 已经进行了哪些检查以及下一步计划是什么？

· 给予什么治疗？

· 关于疾病，患者知道哪些信息？

(来源：Shah，2005a)

系统回顾

系统回顾是与人体系统相关的一系列问题,系统回顾可以获得与主诉有关的更多信息。因为系统回顾降低了错过重要症状和疾病的风险,所以它被认为是一个安全保障。

然而,如果患者有多种症状,或者说话不清楚,系统回顾可能会引起混淆,并误导临床医生。因此,我们应该系统而谨慎地进行,在专栏1.2中详细说明了建议的"核对流程表"。

标准做法是从与主诉相关的系统开始。例如,如果患者出现胸痛,则先问有关心血管疾病方面的问题。

专栏1.2 系统回顾

一般情况:

- 舒适/不舒适
- 体重增加或减少
- 胃口好还是差
- 盗汗
- 发热
- 寒战

心血管系统:

- 胸痛
- 呼吸困难
- 端坐呼吸
- 夜间阵发性呼吸困难
- 脚踝水肿
- 心悸
- 劳累
- 运动耐量下降

- 晕厥

呼吸系统：

- 呼吸急促
- 咯血
- 咳嗽
- 咳痰
- 哮鸣音
- 胸膜疼痛

神经系统：

- 头痛
- 惊厥发作
- 黑矇
- 眩晕
- 晕厥
- 虚弱
- 站立不稳
- 震颤
- 视觉和感觉障碍
- 听力障碍

胃肠道反应：

- 恶心
- 呕吐
- 腹泻
- 腹痛
- 包块、肿块
- 直肠出血

- 排便习惯改变
- 吞咽困难
- 胃灼热
- 黄疸
- 厌食/体重减轻

肌肉骨骼：

- 无力
- 关节僵硬
- 关节疼痛或肿胀
- 关节红肿
- 活动受限
- 功能丧失

泌尿生殖系统：

- 尿痛、尿急
- 血尿
- 尿频
- 夜尿
- 尿失禁
- 尿道或阴道分泌物
- 月经周期
- 性功能

皮肤：

- 皮疹
- 包块
- 瘙痒
- 瘀血

同时也应该询问呼吸系统(Shah,2005b)。提问的深度将取决于个人经验,患者的个体差异,提出的主诉和相应的情况。

既往病史

确定患者既往的病史非常有用,原因有:

- 如果患者既往长期患有疾病,则很可能出现任何相关的新症状。
- 它可以帮助做出正确的诊断。
- 为患者建立最合适的治疗方法。

询问患者是否患有任何严重疾病,或者先前住过院,甚至接受过手术,通常的做法是记录他们是否患有以下任何疾病:

- 黄疸
- 贫血
- 结核
- 风湿热
- 糖尿病
- 支气管炎
- 心肌梗死/胸痛
- 卒中
- 癫痫
- 哮喘
- 麻醉相关的问题

(Gleadle,2004)

药物史

获取药物史是有用的,原因有:

- 药物治疗的不良反应可能是患者提出主诉的原因
- 在开始和调整药物治疗之前,重要的是要了解患者已经服用的药物,例如药物治疗可能无效或可能与新药物治疗有相互作用

明确患者是否正在服用以下任何一种药物:

- 处方药
- 非处方药及无需处方购买的药物,如阿司匹林
- 草药或"天然"疗法
- 非法和娱乐性毒品

(Shah,2005b)

如果患者正在服用药物,请确定剂量、给药途径、治疗频率和持续时间,还应考虑不遵守处方药的可能性。

患者可能不确定他们服用的是什么药物,在这种情况下询问治疗病史,并询问他们是否针对每个问题采取任何治疗是很有帮助的。例如你因为关节炎服用过什么药物吗?(Shah,2005b)。

此外,如果患者知道他们正在服用什么药物,那么询问他们服用的药物是用于治疗什么疾病的,因为这有时会提供与他们原有疾病有关的有用的额外信息。(Shah,2005b)

过敏史

应记录患者对药物或其他过敏源的任何过敏反应的准确和详细信息,特别是应该询问患者对青霉素的过敏史。如果患者过敏,尝试确定实际发生的情况,以区分过敏和不

良反应(Shah,2005);不良反应是医生和患者都不想要的一种药物反应,而过敏症通常用于描述身体对其所接触的物质的不良反应(Marcovitch,2005)。应注意患者是否佩戴"医疗警报"手环或类似物及佩戴这些装置的原因。

家族史

确定患者亲属所患的疾病非常重要,因为对于许多疾病来说,有很强的遗传性(Gleadle,2004)。

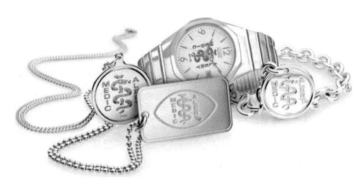

图 1.2 医疗警报设备(医疗警报设备提供图片)

Shah(2005b)建议采用以下方法来记录家族史

- 确定是谁患病,他是一级还是二级亲属?
- 确定有多少家庭成员受此问题影响。
- 弄清楚究竟是什么问题。例如,"心脏问题"可能是几种不同的问题:高血压、心肌缺血和瓣膜问题等。明确问题的性质,因为几个家庭成员可能有心脏问题,但他们可能完全不同,因此与患者的特定问题无关。
- 确定相对发病的年龄;很明显,早期发现比晚期发现更有重要性。

- 确定患者的父母是否还活着,如果不是,他们死亡的年龄和死因。

社会和个人史

社会史

重要的是了解患者的社会经历,他们的背景,他们的疾病对他们的生活和家庭生活的影响(Gleadle,2004)。

- 婚育史及子女状况:

    询问他们是否已婚/有伴侣,以及他们是否有孩子。如果患者老弱多病,这一点尤为重要,因为如果需要,这将有助于确定家人是否能够照顾他们(Cox & Roper,2005)。

- 职业:确定患者的职业(如果他们已被裁员或退休则为先前的职业)。由于某些职业存在特定疾病的风险,因此应注意所有既往的职业(Gleadle,2004)。例如,建筑和其相关的工人,电工,锅炉工程师,可能患有与石棉有关的疾病。某些职业可能会受到某些疾病的影响,例如被诊断患有癫痫的卡车司机将需要放弃其工作(Cox & Roper,2005)。

- 生活条件:确定患者居住的地点和住宿类型,例如平房、带楼上浴室的房屋、公寓楼等,因为这些都可能是相关的,既可以作为引起主诉的一个因素,也可以作为出院的参考因素。

- 旅游史:如果怀疑患者患有疟疾和重症急性呼吸综合征(SARS)等疾病,旅游史是必不可少的(Shah,

2005b)。

- 患者的兴趣爱好：掌握这些知识可以使临床医生更好地了解患者，并确定什么对他们更重要。

吸烟和饮酒史

确定患者目前和过去的吸烟和饮酒史是非常重要的，因为两者都与许多疾病有关。

- 吸烟史：询问患者是否吸烟；如果吸烟，确认他们吸烟的详细情况，包括吸的是何种烟、吸烟的数量和他们吸烟的时间；如果患者不吸烟，但曾经吸烟，再次确认他们吸烟的详细情况，吸的是何种烟即香烟、雪茄或烟斗，吸烟的量、吸烟的时间和戒烟的时间。
- 饮酒史：询问患者是否饮酒，因为有被低估的倾向，因此尽量使用标准单位作为衡量标准（专栏 1.3）。

专栏 1.3　普通饮料中的酒精含量

一品脱普通浓度啤酒—2 单位。

一品脱普通浓度苹果酒—2 单位。

一酒吧酒精计量单位—1 单位。

一杯葡萄酒—2 个单位。

一杯波普甜酒—1.5 单位。

（资料来源：健康部，2008 年）

明确酒精摄入量，分开记录工作日和周末日的摄入量，以及任何酗酒的情况（记录包括随餐服用的葡萄酒，因为这经常被遗忘）(Shah，2005b)。采用非判断方法，但要达到目的；例如，"你通常喝多少酒？"如果没有明确的答案，"你在过去 1 周或 2 周喝了多少酒？"

患者的想法，关注和期望

适当和合理的病史采集技术将有助于确定患者的想法，关注和期望。有效的沟通技巧（如上所述）是至关重要的，调查后患者不满意的最常见原因是沟通失败（Ford et al.，2005）。为了避免这种情况，需要：

- 感谢患者的配合。
- 询问患者是否还有其他想说的话。
- 提供概述患者问题和症状的简短摘要——这将有助于确认相互理解，减少误解。

(Shah，2005b)

疾病的症状

症状定义为患者主观上的异常感觉和某些客观病态改变（体征是临床检查中观察到的特定疾病和疾病的症状）。(McFerran & Martin，2003)。全面有效的病史采集技术将有助于得出患者的症状。

务必按照"TINA"系统方法，对每种症状进行有条理的分析。

- 时间（Fiming）——起病、持续时间、方式、进展。
- 影响（Influences）——诱因、加重和缓解因素。
- 特征（Nature）——性质、位置、严重程度、有无放射、数量。
- 伴随症状（Assosations）——任何其他相关的迹象和症状。

(来源：Ford et al.，2005)

疾病的主要症状是：

- 疼痛

- 呼吸困难

- 心悸

- 踝关节水肿

- 晕厥

- 头晕

- 头痛

- 吞咽困难

- 恶心和呕吐

- 排便习惯改变

- 腹痛

这些症状将在第 2 章详细讨论。

临床检查概述

完成病史采集后可以进行鉴别诊断,这将有助于指导临床检查的重点。

准备

- 患者的知情同意(护理和助产士委员会,2008b)。

- 准备用物。

- 预防感染,如穿着白大褂、洗手、擦干手。

- 保护患者隐私:屏风遮挡检查床。

- 需要一名与患者性别相同的医务人员陪同检查(Thomas & Monaghan,2007)。患者在接受任何操作或查体时有权要求陪同人员在场;涉及隐私部位的操作或查体时,护士需要了解患者的文化以及宗教信仰,有的患者可能无法接受该操作或查体由异性医护人员完成(护理和助产士委员会,2008a)。

- 检查者始终站在患者的右侧(Cox & Roper, 2005)(除非是需左手操作时才站在患者左侧),因为这在无形之中会产生一种压迫感(Thomas & Monaghan, 2007)。

- 暴露检查部位(避免患者难堪):确保无风,如有必要关闭窗户。避免患者在检查过程中受凉:寒战会造成肌颤干扰听诊(Ford et al. ,2005)。

- 患者体位正确:首先,以45°坐位检查心血管系统,常常需要改变体位以配合其他部位的查体,例如,腹部查体时患者需要仰卧位。有时患者的体位将由病情决定。例如,如果患者极度呼吸困难,应选择90°坐位;如果意识丧失,应选择仰卧位。

- 查体前确保手温暖:用寒冷的手触诊会导致腹部肌肉收缩而干扰查体(Ford et al. ,2005)。

体格检查的顺序

本书将按照各个系统依次叙述体格检查的顺序,在查体时应按照以下系统顺序进行:

心血管系统(第3章)。

呼吸系统(第4章)。

消化及泌尿生殖系统(第5章)。

神经系统(第6章)。

骨骼肌肉系统(第7章)。

每个系统的查体应包括以下内容:

- 视诊
- 触诊
- 叩诊
- 听诊

（专栏 1.4）（Thomas & Monaghan，2007）

专栏 1.4　查体原则

视诊

- 查看患者整体情况。
- 光线充足。
- 看看周围是否有对病情有提示作用的物品,如雾化器、痰盂。
- 完整仔细地观察。
- 寻找阳性体征。

触诊

- 检查患者是否有压痛。
- 先浅触诊,然后深触诊。
- 是否有震颤。

叩诊

- 叩诊,注意双侧对比(仔细听,感受异常之处)。

听诊

- 确保患者体位正确以尽量使得听诊音清晰。
- 比较正常听诊音与异常听诊音。

（来源：Gleadle，2004）

尽管各个系统体格检查分章节描述,但各个系统不应被视为孤立的：一次检查多个系统时,应结合临床灵活调

整检查顺序。

后续处理

以下这些后续处理也同样重要：

感谢患者的检查配合与合作。

询问患者是否有疑问以及解答患者的问题。

查体结束后不再进行任何操作，并告知患者查体完成。

将患者置于舒适不暴露的体位。

正确书写医疗文书（护理和助产士委员会，2008b）（第9章）。

实验室检查

处理患者时，尽量遵循病史采集、体格检查、实验室检查的顺序；我们常犯的一个错误是在充分地进行病史采集及体格检查之前，盲目地开具实验室检查（Stride & Scally，2005）。

开具辅助检查项目时，我们常常大范围覆盖。这样做存在很多问题：

辅助检查不能被孤立地使用，应综合分析——X线与抽血结果是否相关或者仅仅是偶然关联？

辅助检查结果可能不精确——技术限制，试剂的差异或者对结果的解读不准确。

辅助检查副作用——射线暴露、不必要的操作等等。

加重患者及社会经济负担。

（Stride & Scally，2005）

因此，应在充分地病史采集及体格检查后，开具与疾病相关的必要的辅助检查（Beasley et al.，2005）。

小结

本章是病史采集及体格检查总论,列出了病史采集的要点及讲述了如何与患者建立融洽的关系,讨论了病史采集的顺序及各种疾病的症状,对体格检查进行了总结。

参考文献

Beasley R，Robinson G，Aldington S（2005）From medical student to junior doctor：the scripted guide to patient clerking. *Student BMJ* **13**：397 - 440.

Cox N，Roper T（2005）*Clinical Skills：Oxford Core Text*. Oxford University Press，Oxford.

Department of Health（2008）*Unit Calculator*. Available at www. dh. gov. uk [accessed on 30 June 2008].

Ford M，Hennessey I，Japp A（2005）*Introduction to Clinical Examination*. Elsevier，Oxford.

Gleadle J（2004）*History and Examination at a Glance*. Blackwell Publishing，Oxford.

Marcovitch H（2005）*Black's Medical Dictionary*，41st edn. A & C Black，London.

McFerran T，Martin E（2003）*Mini-Dictionary for Nurses*，5th edn. Oxford University Press，Oxford.

Nursing and Midwifery Council（NMC）（2008a）*Chaperoning*. Available at www. nmc-uk. org [accessed on 26 January 2008]. Nursing and Midwifery Council（NMC）（2008b）*The Code：Standards of Conduct，Performance and Ethics for Nurses and Midwives*. NMC，London.

Shah N（2005a）Taking a history：introduction and the presenting complaint. *Student BMJ* **13**：314 - 315.

Shah N（2005b）Taking a history：conclusion and closure. *Student BMJ* **13**：358 – 359.

Stride P，Scally P（2005）Better ways of learning. *Student BMJ* **13**：360 – 361.

Thomas J，Monaghan T（2007）*Oxford Handbook of Clinical Examination and Practical Skills*. Oxford University Press，Oxford.

第2章 | 症状学
Gareth Walters

简介

　　症状可以定义为患者主观上的异常感觉或某些客观病态改变;体征是指医生在检查患者时所发现的异常变化(McFerran & Martin,2003)。

　　发现及分析患者的症状是临床评估不可或缺的一部分。症状应与体征相匹配。例如,查体时踝关节肿胀可能很明显,但是病史采集时,患者的主诉可能是行走时下肢疼痛;前者是体征,后者是症状。因此,识别这两者的不同至关重要,不仅仅要将症状和体征用于临床评估,还要了解症状和体征何时相关,何时共同构成诊断的一部分。

　　本章的目标是了解各种疾病的症状。

学习目标

　　学完本章,应该掌握:

☐ 学会询问症状的技巧。

☐ 学会分析症状。

☐ 描述常见的症状。

询问症状的技巧

　　询问症状时,有一些程序化的方法可遵循。使用开放式的问题,例如,"您这次来看病主要是哪里不舒服?"这能让患者描述最主要的症状。紧接着可以开始询问一些封闭式问题(经常以"是"或"否"来回答)以进一步深化对症状的描述。例如,如果患者一开始回答的是"我胸痛",可以接着问"您胸痛有多长时间了?"以及"什么因素会诱发胸痛加重?"这些问题会使得患者更具体地描述症状。否定答案同样重要,可帮助我们过滤掉不相关的信息。

询问过程中应尽量避免引导式问题,因为一些患者在努力帮助你理解他们的不适的过程中,可能将你带入歧途。

分析症状

患者的症状可以按照"TINA"法则进行系统分析:

时间(Timing)——如何起病、持续时间、是持续性还是间歇性、是否进展。

影响因素(Influences)——诱因,加重及缓解因素。

性质(Nature)——特征、部位、严重程度、是否放射、范围。

伴随症状(Associations)——其他伴随症状及体征。

(来源:Ford et al.,2005)

时间

确定症状何时开始,如何开始(突发还是逐渐起病),是持续性的还是间歇性的,以及是在逐渐好转还是逐渐进展,这些问题非常重要。如果症状是间歇性发作的,需要确定每次发作持续的时间。

影响因素

确定症状的影响因素至关重要。是否有诱因？是否有加重因素？什么情况下症状恶化？什么情况下有所缓解？例如,如果患者有缺血性心脏病,体力活动可能诱发或加重胸痛,而休息可能缓解胸痛。

性质

确定症状的性质及严重程度非常重要。对于疼痛来说,应描述疼痛的部位、是否放射、特点(隐痛、钝痛、刺痛、烧灼痛等),严重程度(疼痛评分),是持续性还是间歇性、起病缓急,持续时间,发作频率,伴随症状,加重/缓解因素(Thomas & Monaghan,2007)。

伴随症状

确定是否有伴随症状或体征至关重要。

常见症状

疼痛

疼痛是一种令人不快的感觉和情绪上的感受,伴有实质上的或潜在的组织损伤,它是一种主观感受。(Marcovitch,2005)。疼痛对患者有保护作用,提醒患者寻求医疗帮助。评估范围从无痛到痛到极点(McFerran & Martin,2003)。如果患者感到疼痛,找出导致疼痛的原因、评估疼痛对患者的影响、制定诊疗计划、评估治疗效果非常重要(Swash & Glynn,2007)。

不管是身体的哪个系统引起的,所有疼痛评估都有共同的特点。我们以胸痛举例,同样的疼痛评估方法也适用于腹痛、头痛等。

位置及特点

胸痛的种类和原因很多(表 2.1)。尤其是胸部正中疼痛,应引起高度重视。心绞痛是前胸的带状疼痛,通常描述为胸前紧缩感或隐痛。心肌梗死时,疼痛更为剧烈,为压榨样疼痛。胸膜性胸痛可以发生在胸部任何部位,通常位于肺底或侧胸壁。表 2.2 阐述了心绞痛与胸膜性胸痛的区别。

表 **2.1** 胸痛的常见原因

胸 痛 的 类 型	病 因
心源性胸痛	心绞痛(缺血性心脏病) 心肌梗死 急性心包炎
呼吸相关性胸痛 (胸膜性胸痛)	肺栓塞 气胸 肺炎(胸膜炎)
胃肠道疼痛	食管痉挛 胃食管反流病 消化性溃疡 胃肠胀气
骨骼肌肉疼痛	肋骨骨折 肋间肌拉伤 肋软骨炎
心肺功能衰竭 (剧烈的胸部正中疼痛)	大面积肺栓塞 张力性气胸 急性主动脉夹层

表 2.2　心绞痛与胸膜性胸痛的比较

特　征	心　绞　痛	胸膜性胸痛
位置	胸部正中	局限性疼痛,通常位于侧胸壁
如何起病	劳累、寒冷或者紧张时	急性起病或突发
严重程度	隐痛	可能为严重的锐痛
特征	胸前紧缩感或胸骨后疼痛	与呼吸相关的锐痛
放射痛	放射至下颌,左肩以及左臂	无放射
疾病进展	劳力因素存在时持续性疼痛	在得到治疗前持续加重
缓解因素	停止活动,硝酸酯类药(GTN)	浅短呼吸
加重因素	增加活动量	深呼吸
伴随症状	呼吸困难、心悸、恶心	刺激性咳嗽、呼吸困难、咯血

　　胃肠道疼痛常为胸骨后疼痛,例如,患者可能感觉疼痛是从胸骨后开始的,为持续性疼痛,常常伴有上腹痛。疼痛常为烧灼感,患者常常将其描述为"消化不良",但是胃肠道疼痛也可能为类似心绞痛或心肌梗死的剧烈疼痛。骨骼肌肉疼痛位于肋骨或肋间肌上,是位于胸壁的锐痛。肋软骨疼痛位于肋骨-胸骨交界处,这种疼痛在触诊时往往是"可触发的"。

放射痛

　　心绞痛和心肌梗死疼痛可放射至下颌、左臂和左肩。胸膜性胸痛是局限性的,通常没有放射。胃肠道疼痛尤其是消化性溃疡通常会放射至背部,也有可能放射至下颌,此时应注意与心源性胸痛鉴别。

严重程度

所有的胸痛在严重程度上都能与心肌梗死相当；即使是胃肠胀气或骨骼肌肉疼痛也足以使患者非常痛苦和焦虑。

心肌梗死患者 VAS 疼痛评分常常达到十分（总分为十分），即经历过的最严重的疼痛。心绞痛往往在劳累时加重。必须引起重视的其他位于胸部正中的严重胸痛有肺栓塞、气胸及主动脉夹层。

如何起病

心绞痛往往发生在运动、紧张或寒冷时，而不稳定型心绞痛或心肌梗死可发生于休息时。突发的胸膜性胸痛提示肺栓塞或气胸，而逐渐起病的胸膜性胸痛提示肺炎（胸膜炎）。

食管痉挛或胃食管反流往往为进食或饮酒后突然出现的胸痛。骨骼肌肉疼痛通常只在运动时出现，但肋软骨炎可在休息时出现。

持续时间及疾病进展

心绞痛通常是由体力活动诱发，休息后缓解；如果不终止劳力性因素，心绞痛会持续或恶化。心肌梗死引起的疼痛不会因休息而得到缓解，直到患者接受有效治疗（如静脉注射吗啡）后才会缓解。

胸膜性胸痛往往在感染控制后仍然持续甚至达到高峰，疼痛程度有可能每天波动。骨骼肌肉疼痛通常起初很严重，随着时间的推移有所缓解；肋软骨炎引起的胸痛往往随着时间的推移而加重。

加重和缓解因素

心绞痛在寒冷时加重，休息或使用硝酸甘油（GTN）后缓解。心肌梗死是持续性疼痛,GTN 不能缓解。

由急性心包炎引起的持续剧烈的胸部正中疼痛在向前坐起时可缓解,平躺时加重。深吸气时胸膜性胸痛加重,因此为了缓解疼痛,患者呼吸往往变得浅短。

运动和触诊可加重骨骼肌肉疼痛。源于食管的胸痛往往因食用高脂食物而加重,服用抗酸剂或薄荷水而缓解。

伴随症状

心绞痛通常只有胸痛一种症状,但运动时可伴有呼吸困难和劳力性心悸。心肌梗死往往伴随出汗、恶心、呕吐以及濒死感。胸膜性胸痛可能伴随静息或活动下呼吸困难、干咳和咯血。

胃肠道疼痛可伴有其他胃肠道症状,如恶心、呕吐或腹泻。骨骼肌肉疼痛通常只有疼痛这一症状,但肋软骨炎常常伴有炎症相关的一系列症状,这些症状往往在系统回顾时发现。

呼吸困难

呼吸困难是指患者感到呼吸费力或空气不足(Marcovitch,2005)。患者的主诉可能是"气促"或"喘不过气来"。查体时,呼吸困难客观表现为呼吸频率加快(>20 次/分)和低氧水平。有些以"呼吸困难"为主诉的患者在查体时可能并没有呼吸困难。

绝大多数呼吸困难是心源性或与呼吸系统疾病相关(表 2.3),但也有可能是系统性疾病或严重疾病状态下由代谢性酸中毒引起。心源性呼吸困难的特征为:

- 端坐呼吸
- 夜间阵发性呼吸困难

表 2.3 呼吸困难的常见原因

类　　型	病　　因
心源性呼吸困难	急性起病
	肺水肿(心力衰竭)
	心肌梗死
	慢性起病
	瓣膜病,如主动脉狭窄
	慢性心力衰竭
呼吸系统疾病相关的呼吸困难	急性起病
	哮喘
	肺栓塞
	肺炎
	气胸
	慢性起病
	慢性阻塞性肺疾病
	肺纤维化
	胸壁疾病
系统性疾病引起的呼吸困难	重度贫血
	甲亢
	焦虑
代谢性酸中毒(换气过度)引起的呼吸困难	严重脓毒血症
	糖尿病酮症酸中毒

　　端坐呼吸是指患者平躺时即感呼吸困难,因此,患者必须半卧位躺在床上或椅子上(McFerran & Martin,2003)。当处于仰卧位时,液体积聚在肺(肺水肿),上气道闭合,呼吸困难加重,加剧了患者对平卧的恐惧。询问患者睡觉时需要垫几个枕头可以很好地评估端坐呼吸的严重程度(正常情况下只需要垫一个枕头)。

　　液体积聚在肺也可引起夜间阵发性呼吸困难。当睡眠时对呼吸困难的感觉会下降,然而大量的液体积聚在肺部,导致患者突然醒来,喘着粗气,惊恐不已;坐在床边或站起来往往能立即缓解。心源性呼吸困难常伴有喘息,称为"心源性哮喘";但"心源性哮喘"由气道水肿引起,伴咳白色或粉红色泡沫状、带血的痰,而支气管哮喘则是由支气管痉挛引起。

呼吸困难的严重程度

询问患者活动受限程度有助于评估呼吸困难的严重程度。例如:

什么情况下他们感到呼吸困难? 爬楼梯? 如果是,爬几层楼梯即感呼吸困难?

他们能平地步行多远? 爬山能爬多高?

他们穿衣服或弯腰时会喘不过气来吗?

他们是否实施家庭氧疗?

纽约心脏协会(NYHA)根据运动限制程度将呼吸困难分级(Remme & Swedberg,2001)。

它提供了一个很好的衡量心脏功能障碍和开展日常生活活动能力的指标。医生也可以运用这个分级判断各种心脏疾病的预后。分级如表 2.4 所示。

表 2.4 纽约心脏协会(NYHA)对呼吸困难的分级(改编自 Remme & Swedberg,2001)

NYHA 等级	运动受限情况
1	运动时没有呼吸困难
2	剧烈运动时呼吸困难
3	适当运动时出现呼吸困难
4	休息时出现呼吸困难

心悸

心悸可定义为一种患者能自我意识到的强和/或不规则的心脏搏动。(Marcovitch,2005)然而,心悸的临床表现因人而异。可表现为一个人能感知自己的心脏跳动,额外的或脱漏搏动,或者是一种持续快速或缓慢的心跳的感觉。对大多数患者来说,由心动过缓(心率＜60 次/分)或心动过速(心率＞100 次/分)导致的心悸更为严重。脱漏或额外的心脏搏动称为异常(收缩期)搏动。

询问患者关于心悸的感受至关重要。要求患者根据自己的心率用手指敲击桌子是一种很实用的方法,可以用来判断心率是否正常,是慢是快还是很快,节律是否规则。正常心率和节律称为正常窦性心律,可在 12 导联心电图上确认。阵发性心悸,通常是心动过速,短暂的心悸持续数分钟至数小时,突发突止,规律或不规律。仔细的询问可以引出这些细节,表明可能需要 24 小时动态心电图进行检查。

踝关节水肿

水肿可以定义为皮肤下,或在一个或多个体腔内液体的异常聚集。(Marcovitch,2005)虽然液体可在软组织的任何区域积聚,但在大多数人中都是在移动的,由于重力的影响决定了液体在脚踝的聚集最显著。如果更严重,可能会进展到大腿和腹部。

因行动能力降低,患者可诉下肢肿胀或疼痛,在一天结束时尤为明显。如果患者活动减少或卧床,液体可在腰背部(骶骨)和腹股沟内聚集,除非在体检时特别注意,否则可能会被忽视。

右心衰或充血性心力衰竭是迄今为止踝关节水肿最常见的原因；应向患者询问相关潜在的心脏疾病的问题，特别关注心脏病的其他症状。然而，具有大量液体变化的疾病（肝硬化、肾病综合征）和蛋白质缺乏的营养不良（低蛋白血症）也会产生明显的水肿。

单侧肢体水肿通常代表局部疾病，例如，由过敏或感染（蜂窝织炎）引起的炎症，或淋巴水肿或深静脉血栓形成（DVT）导致的阻塞。

晕厥

晕厥可以定义为由血压下降引起的晕厥发作，这是由于心输出量减少或外周血管阻力降低造成的（Marcovitch，2005）。大脑依靠心输出量来灌注脑干和维持意识。心输出量由心率和血压决定。其中任何一项异常都会导致灌注不足和短暂或长期的意识丧失。表2.5列出了晕厥的常见原因。

表2.5 晕厥常见原因

晕厥类型	症状	诱因
迷走性晕厥（单纯性晕厥）	突然发病、苍白和湿冷，头晕和恶心，意识散失伴有心动过缓和低血压，几分钟后缓慢恢复	不愉快的刺激：疼痛、出血或发热
心源性晕厥（Stokes-Adams发作）	没有预兆突然失去知觉可能引起心悸 微弱的脉搏突然恢复有力	快速心律失常或缓慢性心律失常；持续性或阵发性；梗阻性结构性心脏损害：心肌病、瓣膜狭窄

续 表

晕厥类型	症 状	诱 因
体位性晕厥	从坐位或卧位到站立时头晕和晕厥	自主神经病变：糖尿病、帕金森病、颈动脉超敏反应、低血容量
神经源性晕厥	通常有预兆；尿失禁和舌咬伤、突然昏厥或典型的发作性综合征	抽搐（癫痫）跌倒发作：脑干卒中
其他	特定事件导致的晕厥	咳嗽性晕厥，排尿性晕厥

当谈及晕厥事件时，最好避免使用"晕倒"一词。晕倒所提供的发生或事件的信息甚少，而且本身不是诊断术语；它没有描述患者是否有眩晕且无意识地晕倒在地上，或是否由于下肢肌肉骨骼问题而绊倒或跌倒在地上。

重要的是要区分癫痫发作（或没有意识）与意识丧失，突然发作且没有预警的意识丧失和摔倒导致头部受伤失去知觉。通常的问题是患者对发作过程没有印象，因此来自家庭成员或救护人员的目击者证词至关重要。

快速或缓慢的心律失常，如室性心动过速或缓慢的心房颤动，可导致血压和脑灌注降低。阵发性心律失常可引起突发性晕厥，称为 Stokes-Adams 发作（心源性晕厥）。没有任何预警（预兆），一旦恢复足够的循环，患者脸色潮红，意识恢复。询问旁观者这一事件的情况，并询问有关阵发性心悸和心脏病的情况。这些症状也可能发生在患结构性心脏病的患者，如主动脉瓣狭窄、瓣口面积缩小、心输出量减少，尤其是在活动时出现。

体位性低血压是指从卧位到站立时血压下降，引起突然的头晕和晕厥。它通常发生在老年患者,尤其是糖尿病或帕金森病患者。但是它也可以在任何中度失血或脱水的患者中观察到,例如,消化道出血或严重脱水。询问患者站起来时是否感到头昏眼花或黑蒙。一个好的参考时间是问他们早上或晚上起床去洗手间是否有这些情况。

神经性晕厥也很常见。短暂性脑缺血发作是持续不到24 小时的小卒中(中风),如果卒中影响到脑干的血液供应,就会导致间歇性的晕厥,称为突然晕倒发作。癫痫可能导致晕厥。癫痫有多种综合征,但广泛的强直-阵挛性(大发作)癫痫发作是最常见的,可引起意识丧失。经典表现为味觉异常或不适感的先兆。全身变得僵硬或强直可长达 1 分钟,继而患者跌倒在地上,常造成头部或肢体的外伤。舌头经常被咬伤而且常伴尿失禁。阵挛期是广泛性痉挛,有节奏的肌肉抽搐持续约 1 分钟。通常抽搐为自限性,但可以持续数小时或直至患者给予镇静剂治疗获救。由于患者不记得抽搐,可靠的描述通常由旁观者提供。患者可能记得发作前期的征兆。

头晕

头晕是各种症状的模糊术语,因此在现病史中需要详细说明。眩晕是一种运动的感觉或幻觉,通常是旋转或倾斜,患者觉得房间在旋转。这令患者明显不适,它与运动无关,平躺时可出现,常伴有恶心和呕吐。眩晕的原因包括耳部疾病如梅尼埃病(Meniere's Disease)、前庭系统(急性迷路炎)或脑干和第 VIII 对脑神经(前庭-耳蜗)的神经系统疾病。仔细询问病史以及诱发其他耳鼻喉的神经系统疾病的症状,如头痛、耳鸣和耳聋,可确定特定的病因。

头晕听起来仍然模糊,但明确患者是否眩晕将排除其作为一种症状。几乎要昏过去的意识改变是对眩晕最好的一种描述，往往与视觉障碍有关。这就是为什么这种类型的眩晕被称为晕厥前期。导致晕厥前期的常见原因是心脏和神经系统，与晕厥完全相同！

运动时头晕可能存在心脏的问题，由于运动时心输出量开始增加，任何缺陷或呼吸原因都会被放大，因此患者会缺氧（低氧）并开始过度通气排出二氧化碳。这可能引起晕厥。

恐慌和焦虑对意识状态有各种的影响，从过度通气头晕到现实感改变（非真实和人格解体），患者感到与周围世界脱节，陷入焦虑状态。

头痛

头痛是一种在医疗实践中非常常见的临床症状，并存在多种临床表现，也可能是更为严重的潜在疾病的外在表现。病史对于识别严重颅内疾病的作用是至关重要的。大多数头痛是良性疾病。头痛可以是急性的，也可以是慢性的，像任何疼痛一样，部位、特征和性质应立即明确，因为它们可以提示病理。急慢性头痛的常见原因见表 2.6，表 2.7 提供了急性头痛的特点。

表 2.6　急性和慢性头痛的常见原因

头痛种类	原　　因
急性头痛	蛛网膜下腔出血 急性鼻窦炎 紧张性头痛

续 表

头痛种类	原 因
	偏头痛 恶性高血压 脑膜炎和脑炎 颅内出血引起的急性颅内 压升高 颞动脉炎 丛集性头痛
慢性头痛	紧张性头痛 颅内压升高 慢性鼻窦炎 新的屈光处方(眼镜)

表 2.7 急性头痛的特点

诊 断	头 痛 特 征
蛛网膜下隙出血	突然发作,严重而持续的枕骨霹雳样头痛。常被描述为经历过的最严重的头痛。通常伴有呕吐、嗜睡和局灶性神经系统症状
急性脑膜炎	一种非特异性头痛,越来越严重的持续性疼痛,并且是几小时内出现的发热、颈强直和头痛的三联征中的一部分
颞动脉炎(巨细胞动脉炎)	严重的单侧颞部头痛伴头皮或颞部压痛。通常伴有咀嚼时下颌疼痛
紧张性头痛	束带样紧绷感,搏动或"爆裂"感或眼后的压力。特别是在有压力的时候。在颈后部的肌肉会有疼痛和压痛。与任何神经系统症状都没有联系

续 表

诊　断	头　痛　特　征
丛集性头痛	反复单侧发作集中在一侧眼睛周围的急性剧烈头痛。20～30 岁的男性多于女性。可由酒精诱发
典型偏头痛	搏动性单侧头痛之前持续 15～60 分钟的视觉光晕；可出现恶心和呕吐

持续超过几个小时的头痛大都由于肌肉紧张，并且可持续或复发数天和数周。束带状疼痛或围绕头前部的压力是对头痛最常见的描述。位于前额或眼睛下方反复发作的急性疼痛，深触诊时有局部压痛，可归咎于鼻窦炎，尤其是存在上呼吸道疾病的其他症状。

高血压本身会引起头痛，但血压急剧上升的恶性高血压会损伤视网膜、视神经和肾脏，也可引起急性头痛。最严重的慢性头痛是颅内压升高。任何在头颅中日益增长的占位性的病变，如肿瘤或脓肿，都会导致颅内压升高和特征性头痛，在早晨醒来后、咳嗽、紧张或弯腰时更严重。伴随呕吐和模糊或视力下降，应认真考虑给予紧急头颅 CT 成像检查。

吞咽困难

吞咽困难是吞咽发生困难（Marcovitch，2005）。这个症状很重要，因为它往往代表严重的潜在疾病。首先需要区分患者吞咽困难的意义。它发生在口腔还是喉咙？还是觉得胸骨后深部异物感？

询问有关固体和液体的吞咽困难。食管动力障碍（贲门失弛缓症）导致长期的固体和液体吞咽困难与反流。食物卡在喉咙后部或窒息可能因为吞咽机制不良，在中风后影响延髓神经和口腔与喉咙协调和运动的肌肉麻痹（球麻痹），或形成咽囊。急性咽炎和扁桃体炎因炎症引起疼痛和吞咽困难。

对固体进行性吞咽困难，最终导致液体吞咽困难，这表明由食管癌或胃癌增大所致。这可能是良性的食道狭窄，但患者需要紧急检查，特别是如果有明显的体重减轻和其他消化道症状。应询问是否消瘦和食欲的情况。

恶心和呕吐

恶心是一种想呕吐的感觉，常伴有出汗、苍白和腹部不适。呕吐是通过口腔排出胃内容物。这些都是非特异性的症状。

常见原因不一定与局部胃病有关（表2.8）。好的既往史可以得出可能的病因。可考虑急性感染，特别是尿路感染和流感样疾病、代谢性疾病（糖尿病酮症酸中毒，尿毒症）和中枢神经系统疾病。大脑延髓有一个称为化学感受器触发区（CTZ）呕吐中心；因此恶心呕吐还可考虑脑膜炎、偏头痛和颅内压升高。恶心和呕吐是药物治疗的常见不良反应，尤其是阿片类药物，如吗啡和可待因，以及化疗和免疫治疗药物（英国医学会和英国皇家制药学会，2007）。

表2.8 恶心呕吐的常见原因

种　类	原　因
胃肠疾病	急性胃肠炎 急性胃炎

种　类	原　因
	阑尾炎 反流性食管炎 肠梗阻 便秘 急性胰腺炎
药物副作用	阿片类药物 化疗药物
代谢性	代谢性尿路感染 急性肾功能衰竭 艾迪森病(Addison's Disease) 糖尿病酮症酸中毒
神经源性	小脑疾病 偏头痛 颅内压升高 蛛网膜下隙出血 头部创伤
其他	妊娠 心肌梗死 内耳疾病：眩晕,梅尼埃病 急性青光眼
精神方面	神经性贪食症 酗酒

　　许多胃肠道疾病可引起恶心和呕吐,并经常伴有其他消化道症状,如消化不良、吞咽困难、腹胀、腹泻、便秘和腹痛。

　　特别询问呕吐物中是否有血液。呕吐新鲜血液(呕血)提示上消化道出血(高于十二指肠水平)。重要的是,要量化呕血持续的时间和每次呕吐的出血量。任何超过 300 mL 的新鲜出血都被认为是大出血,患者可能需要复苏和紧急内镜检查。还要询问是否有以其他潜在的胃肠道出血存在。咖啡样呕吐物是已经在胃中停留了几小时而改变的血液，也表示上消化道出血。黑便也是如此，它是胃肠道排出的含有变性血液的柏油样粪便。表2.9列出了上消化道出血的常见原因。

表2.9　上消化道出血的原因和部位

部　　位	原　　因
食管	肝硬化导致的食管静脉曲张 继发于呕吐的贲门撕裂 食管癌 反流性食管炎
胃及十二指肠	消化性溃疡 胃癌 急性胃炎 糜烂

排便习惯改变

正常的排便习惯因人而异。有些人的肠道运输时间天生比其他人快，因此正常情况下就有很大的差异。患者对便秘或腹泻的看法也各异：便秘可能意味着不经常排便（每周少于2次）、大便硬结、排便用力或不完全排出，而腹泻可能意味着水样或稀便、大便中带血液、大量的粪便频繁且快速地排出，迫切排便伴有腹胀或腹部不适。大约有25％的人时常会有大便习惯的改变，只有很少的一部分是由于严重疾病引起的。常见的便秘和腹泻原因列在表2.10和专栏2.1上。

腹痛

腹痛往往不明确，有时使患者感到非常不适，有各种不同的原因(表 2.11)。疼痛的特征已讨论,引出这些特性所花费的时间不能夸大。在评估腹痛时,最有用的 2 个特征是性质和部位。腹部可以分成几个区域(见图 5.1)。

表 2.10　便秘的常见原因

种　类	原　因
结直肠	癌症、扭转或狭窄引起的结肠梗阻 结肠运动缓慢,特别是有长期慢性 泻药滥用史的患者 先天性巨结肠症
饮食不足	水分摄入不足 纤维素摄入不足 咖啡、茶和酒精摄入过量
全身性疾病	甲状腺功能减退 糖尿病自主神经病变 脊髓损伤 脑损伤 卒中 多发性硬化 帕金森病
药物	阿片类药物 铁剂 钙通道阻滞剂 抗胆碱能药物

专栏 2.1　腹泻的常见原因

- 便秘溢出性腹泻。

- 炎症性肠病:克罗恩病和溃疡性结肠炎。

- 感染性肠炎:艰难梭菌感染,病毒性肠胃炎,细菌性肠胃炎,食物中毒。

- 肠易激综合征。
- 小肠吸收不良：乳糜泻,热带性腹泻,慢性胰腺炎。
- 食物过敏：乳糖不耐症。
- 焦虑和压力。
- 胃切除术后。
- 甲状腺功能亢进症。
- 化疗药物。

表 2.11 按解剖区域划分的急性腹痛病因

区 域	原 因
上腹部	急性或慢性胰腺炎 消化性溃疡 反流性食管炎
左上象限	脾功能亢进 脾破裂
右上象限	急慢性肝炎 胆绞痛 急性胆囊炎
腰部	肾绞痛 急性肾盂肾炎
左及右下象限	急性憩室炎(左) 便秘 卵巢囊肿破裂 异位妊娠 盲肠癌(右) 急性阑尾炎(右) 肠系膜腺炎(右)

来自腹部重要器官的疼痛与其解剖位置相对应。腹部

象限可以用来描述疼痛的位置。例如，右上象限可感觉到肝炎引起的肝痛。左上象限可感觉到脾破裂引起的疼痛，耻骨上区可感觉到膀胱疼痛。

来自胃肠道或肠道的疼痛由不同的机制产生，主要是受到胚胎起源的对肠道支配的神经影响。简单地说，感觉到疼痛的腹壁区域对应于具有相同胚胎起源的肠道区域。由于肠道本身没有疼痛感受器，所以腹壁疼痛反应对应的肠道区域。

前肠是肠道的第一和上半部分，从口腔到胆管汇入肠道的十二指肠的中段。中肠代表从十二指肠的中段到穿过2/3横结肠的肠道。后肠继续从横结肠到肛门。考虑到这一点，胃部的疼痛例如消化性溃疡，会在上腹部感觉到（或"反映"），结盲部阑尾的疼痛可在中腹部或脐周区域感觉到，乙状结肠的疼痛在下腹部感觉到。

肠道疼痛被称为"绞痛"。是一种随着肠蠕动增加而加剧的深度痉挛性疼痛。如上所述，它的定位性差，患者感到很不适。在这个阶段，没有进一步的病史采集和一段时间的观察，几乎没有关于疼痛原因的线索。

腹膜炎在有问题的区域感觉更为剧烈。它是由特定部位的腹膜炎症或刺激引起。不像肠道，腹膜有疼痛感受器，因此任何疼痛都可以立刻定位。但是它的特征不同：它是严重且持续的，常比绞痛疼痛更为剧烈。在给予处理之前，疼痛持续加重。如果患者静止不动，可以稍有缓解。

当部分肠道发生炎症或梗阻（如急性阑尾炎或胆囊炎）并压迫腹膜时会发生腹膜炎。阑尾炎引起腹膜炎时，右下腹感觉疼痛。因此，典型阑尾炎是持续几个小时或几天的中腹部绞痛，然后随着阑尾炎症加剧和腹膜刺激，疼痛定位至右下腹。

腹部空腔脏器的完全穿孔,如胃溃疡或乙状结肠穿孔,可引起广泛性腹膜炎,疼痛严重且广泛。胆绞痛是由胆管引起的疼痛,在右上腹部引起严重疼痛逐渐加强,有时放射至上背部和右肩。疼痛与胆汁通过的阻塞有关,可能与进食高脂肪食物有关。其他症状包括恶心、呕吐和腹泻。

肾脏是腹膜后器官,因此肾绞痛是个例外,即在后腹膜之后,这可将它们与其他腹部器官分开。肾绞痛是由输尿管阻塞引起的,通常由肾结石引起。输尿管蠕动在腰部引起特异性绞痛,它在侧腹周围放射至下腹部和腹股沟。它通常是单侧,患者感到很不适。

结论

引出和分析患者的症状是临床评估不可或缺的一部分。在这个部分,讨论了获得患者临床症状的策略及其分析。列举并详细描述了常见的临床症状。

参考文献

British Medical Association and Royal Pharmaceutical Society of Great Britain (2007) *British National Formulary*, 53rd edn. BMJ Publishing, London.

Ford M, Hennessey I, Japp A (2005) *Introduction to Clinical Examination*. Elsevier, Oxford.

Marcovitch H (2005) *Black's Medical Dictionary*, 41st edn. A & C Black, London.

McFerran T, Martin E (2003) *Mini-Dictionary for Nurses*, 5th edn. Oxford University Press, Oxford.

Remme W, Swedberg, K (2001) Guidelines for the diagnosis and treatment of chronic heart failure. *Eur Heart J* **22**: 1527 – 1560.

Swash M, Glynn M（eds）（2007）*Hutchison's Clinical Methods*, 22nd edn. W. B. Saunders, Edinburgh.

Thomas J, Monaghan T（2007）*Oxford Handbook of Clinical Examination and Practical Skills*. Oxford University Press, Oxford.

第**3**章 | 心血管系统检查

简介

心血管系统是用来描述整个循环系统的术语：心脏、全身循环（动脉、静脉和毛细血管）和肺循环（Marcovitch，2005）。它可能会受到几种常见且可能危及生命的疾病的影响，特别是冠状动脉疾病和充血性心力衰竭（Cox & Roper，2005）。

本章的目标是了解心血管系统的检查。

学习目标

在本章末尾，读者将能够：

- 列出与心血管系统疾病相关的症状。
- 讨论心血管系统的外周检查。
- 描述无创血压测量的过程。
- 探讨颈静脉压的测量方法。
- 概述检查和触诊心前区。
- 概述心脏听诊。
- 讨论下肢血管系统的检查。

与心血管系统疾病相关的症状

与心血管系统疾病相关的症状包括：

· 胸痛

- 呼吸困难

- 端坐呼吸

- 夜间阵发性呼吸困难

- 脚踝肿胀

- 心悸

- 休克

- 运动不耐受

心血管系统的周围检查

对心血管系统进行检查,患者最好以 45°斜躺在沙发上(或类似的位置),并从腰部以上暴露。

检查

- 注意患者的即时环境:例如,床边储物柜、心脏监护仪、输液泵和氧气面罩(Ford et al.,2005)。

- 观察患者的一般情况:观察患者有无呼吸困难、痛苦或焦虑。

- 检查患者的手:评估温度和颜色;观察周围灌注不良的迹象,如周围苍白或发绀,温度较低;检查毛细血管再充盈时间(图 3.1)。

- 观察是否有杵状指(图 4.1):与某些慢性呼吸和心脏疾病相关的指尖增厚和增宽(Marcovitch,2005)。

- 观察碎片出血(手指指甲下出血,可能提示心内膜炎)(Marcovitch,2005),黄色焦油染色(暗示为吸烟者)和肌腱黄瘤(表示胆固醇升高)(Ford et al.,2005)。

- 观察舌头是否发绀(中央型发绀)。

- 观察颧骨潮红(由于继发于肺动脉高压,毛细血管

扩张而导致脸颊发红,带蓝色):可能与二尖瓣狭窄
有关。

- 观察患者眼睛周围是否存在黄色瘤:小的黄色丘疹
  (皮肤的小实性隆起),提示高胆固醇。

- 观察角膜环:虹膜周围有一个灰色环,提示胆固醇
  过高。

- 检查贫血:用示指轻拉右下眼睑,露出结膜;结膜的
  前部通常比后部颜色更鲜红;贫血则没有区别(Cox
  & Roper,2005)。

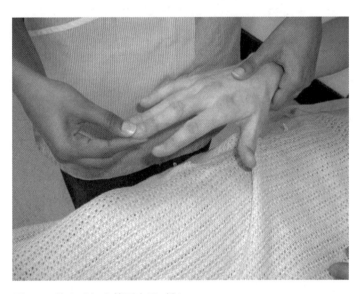

图 3.1 检查毛细血管再充盈时间

评估脉搏

- 评估患者的桡动脉搏动。

- 握住患者右手,用示指和中指指尖触诊桡动脉脉搏

（脉搏可在前臂屈肌表面的桡动脉方向感到,距离手腕几厘米）(图 3.2)(Cox & Roper,2005)。

- 计算脉搏频率:例如,用秒针手表,在 30 秒内计算脉搏的次数,然后乘以 2;脉搏不规则时应注意;正常脉搏频率在 60~100 次/分,心动过速是脉搏频率＞100 次/分,心动过缓是脉搏频率＜60 次/分(英国复苏委员会,2006)。

- 评估脉搏节律:脉搏是规则的还是不规则的(吸气时心率通常加快——窦性心律失常)不规则的脉搏通常是由异位搏动或房颤引起的。

- 同时触诊两侧桡动脉并进行比较:两者之间的差异可能表明急性主动脉夹层或近端动脉疾病(Cox & Roper,2005)。

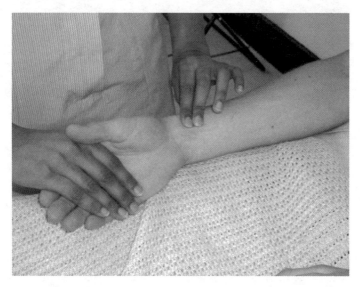

图 3.2　桡动脉检测

- 将心脏搏动与桡动脉搏动进行比较,检查脉搏短绌(在房颤中,心率有时比脉搏快,这种差异称为"脉搏短绌")。

- 评估脉冲的体积:快速、纤细的脉搏是休克的特征;一个完整的冲击或震颤的脉搏可能表明贫血,心脏阻塞,心力衰竭或感染性休克的早期阶段。

- 检查脉搏塌陷(主动脉反流迹象):用左手掌心握住患者右前臂远端抬高(图 3.3);手指感觉到脉搏振动表明脉搏塌陷。

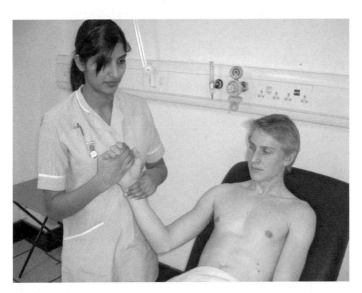

图 3.3 检查脉搏塌陷

- 比较中央(股动脉或颈动脉)和远端(桡动脉)脉搏:它们之间的体积差异可能是由于心输出量下降(以及环境温度较低)造成的。

- 比较桡动脉和股动脉搏动:股动脉搏动的延迟可能

表明主动脉缩窄。

评估灌注

毛细血管再充盈时间

皮肤灌注减少通常表现为外周肢端冷、皮肤斑点、苍白、发绀和毛细血管延迟充盈（＞2秒）。建议采用以下步骤评估毛细血管充盈情况（图3.1）：

- 向患者解释过程。
- 抬高肢体，例如手指，略高于心脏水平（这将确保评估小动脉毛细血管，而不是静脉淤滞再充盈）。
- 计数5秒后松开；缓慢的（延迟的）毛细血管再充盈（＞2秒）可能是由循环休克、发热或寒冷的环境温度引起的。

无创血压测量

在临床实践中进行的所有常规测量中，血压记录可能是最不可靠和不正确的（英国高血压学会，2006a）。血压记录的准确性和可靠性是至关重要的：良好的操作可以显著减少测量误差，并有助于确保血压记录的准确性和可靠性。

英格兰和威尔士大约有40％的成年人患有高血压（这个比例随着年龄的增长而增加），这是导致中风、慢性肾功能衰竭和冠心病的一个重要风险因素［国家临床卓越研究所（NICE）和英国高血压学会，2006］。

收缩压和舒张压

收缩压：心室收缩（收缩）后动脉血压的峰值。

舒张压：在心室舒张期间动脉血压下降的水平。

（Talley & O 'Connor，2001）

柯氏音

五个不同的声相，被称为"柯氏音"（1905年，俄罗斯外科医生科罗特科夫首次描述了测量血压的听诊方法），当血压袖带慢慢释放时，可以听到：

- 第一阶段：砰的一声。
- 第二阶段：吹气或嗖嗖声。
- 第三阶段：比第一阶段更柔和的撞击声。
- 第四阶段：消失的吹气声。
- 第五阶段：安静。

（来源：Talley & O 'Connor，2001；
Dougherty & Lister，2004）

实际上，收缩压读数是第一次听到柯氏音时的读数，舒张压读数是声音消失时的读数（英国高血压学会，2006a）。

哪只手臂？

最初应该测量两只手臂的血压，而读数较高的那只手臂应该继续测量［Beevers et al.，2001；药品和保健产品管理局（MHRA），2006；NICE & 英国高血压学会，2006］。虽然20％的患者两臂之间的血压测量结果可能存在差异，但如果连续3次读数收缩压超过20毫米汞柱或舒张压超过10毫米汞柱，则可能需要进一步的检查（MHRA，2006；NICE & 英国高血压学会，2006）。

手动测量血压的程序

传统的人工听诊血压仪(图 3.4)仍然是非常流行的,如果使用正确,记录血压的方法是可靠的。建议使用下列程序:

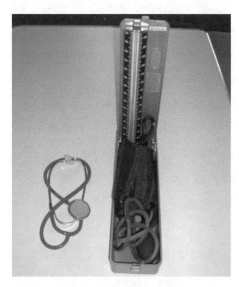

图 3.4 传统手动血压仪

· 理想情况下,确保患者已经坐下或躺下至少 5 分钟,并且感到舒适放松。
· 检查设备,确保其处于良好的工作状态。
· 向患者解释手术过程并征得同意。
· 要求患者脱掉手臂周围的较为紧身的衣物。
· 确保患者的手臂与心脏同水平。如果手臂没有支撑,由于手臂肌肉收缩,血压可能会错误地升高(Smith,2003)。如果手臂高于心脏的水平,这可能导致舒张压被低估多达 10 毫米汞柱(MHRA,

2006）。

- 选择合适尺寸的袖口：袖口囊至少要环绕手臂的80％，但不能超过100％。

- 将袖口紧贴患者手臂，将袖口囊中心置于肱动脉上方：大多数袖口都有一个"肱动脉指示器"，箭头可以与肱动脉对齐。

- 将血压计放置在离患者近的地方：它应该是垂直的，并且与护士的眼睛水平。

- 要求患者在手术过程中避免说话或进食，因为这会导致不准确的高血压（McAlister & Straus, 2001）。

- 测定收缩压：触诊肱动脉，充气袖带，当肱动脉消失时注意读数；然后把袖口放气。

- 将袖口充气至比预计收缩压高30毫米汞柱，这样才可以封堵肱动脉。大约5％的人有听诊间隙；此时，柯氏音消失在收缩压之下，重新出现在舒张压之前（图3.5）（Talley & O'connor, 2001）。确保袖带充分膨胀有助于记录准确的收缩压。

- 触诊肱动脉。

- 将听诊器隔膜轻轻置于肱动脉上方。避免对隔膜施加过大压力，也不要将隔膜塞到袖口边缘，因为这两种行为中的任何一种都可能部分阻塞肱动脉，延迟柯氏音的发生（Dougherty & Lister, 2004）。

- 打开阀门，以2～3毫米汞柱/秒的速度慢慢将袖口放气，记录下柯氏音最初出现（收缩期）和消失（舒张期）的时间。

- 根据流程，在患者的观察表上记录收缩压和舒张压读数。与以前的阅读资料进行比较，并通知主管护

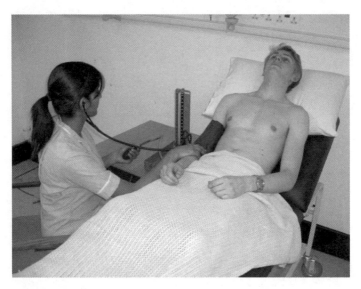

图 3.5 检查患者血压

士/医生。

（来源：英国高血压学会 2006a，b；

NICE & 英国高血压学会，2006）

血压测量错误

血压测量出现误差的原因有很多，包括：

- 设备有缺陷，例如管道泄漏或阀门故障。
- 未能确保水银柱在静止时读数为 0 毫米汞柱。
- 袖带放气过快。
- 袖带尺寸不正确：袖带太小，血压会被高估；袖带太大，血压会被低估。
- 袖带与心脏不在同一水平线上。
- 未能正确观察水银柱平面：水银柱应与眼睛同一

水平。

- 技术不佳(例如：没有注意到声音何时消失)。
- 数字随机：将读数四舍五入到最近的 5 或 10 毫米汞柱。
- 观察者偏见，例如期望年轻患者的血压正常。

（来源：英国高血压学会，2006a)

自动血压仪

自动血压仪首次出现时，其准确性和可靠性受到质疑(Beevers et al.，2001)。然而，由于技术的改进，使得设备的发展变得更准确和更可靠(Beevers et al.，2001)，其中一些已经被英国高血压协会测试和批准使用(2006a)。

大多数自动化设备使用以下技术之一测量血压：

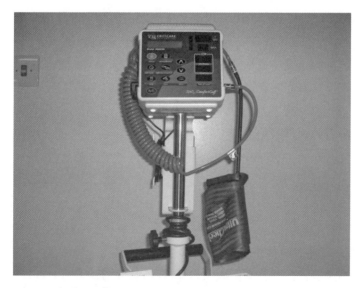

图 3.6　自动血压仪

- 用于检测动脉血流的示波法（最常用的设备）。
- 检测柯氏音的麦克风。
- 超声检测动脉血流。

（英国高血压学会, 2006a）

血压自动测量程序

使用自动化电子设备精确测量血压的原理与使用血压计手动记录血压的原理类似，包括患者准备、患者位置和袖带选择/放置（Dougherty & Lister，2004）。然而，当使用自动化电子设备时，熟悉其工作原理并遵循制造商的建议是很重要的。

颈静脉压的测量

颈静脉压力可以定义为颈静脉的血压（Cook，1996；McFerram & Martin，2003）。观察颈内静脉来评估中心静脉压力，这与右心房压力相关（Scott & MacInnes，2006）。颈静脉压升高最常见的原因是充血性心力衰竭：静脉压升高反映右心室衰竭（Epstein et al.，2003）。

右心房压力是心、肺疾病的重要指标；由于右心房直接与右颈内静脉相通，静脉内的压力提供了右心房的准确压力（Cox & Roper，2005）。当右心房的压力足够高时，血液回流到颈内静脉。这可以观察到颈静脉搏动，这使得临床医生能够估计心房的压力（Talley & O'connor，2001）。

相关解剖学和生理学

头部的血流回流至颈静脉，颈静脉分为颈内、颈外静脉两支：

颈内静脉：位于颈根部深部（Cox & Roper，2005），胸锁乳突肌内侧（图 3.7）。它与上腔静脉和右心房直接

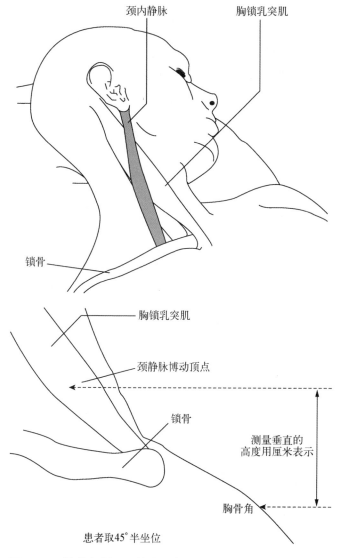

图 **3.7** 颈静脉解剖及颈静脉压高度测量

相通,而上腔静脉和右心房之间是没有瓣膜的,例如,右心房和颈内静脉之间没有任何瓣膜(Epstein et al. , 2003)。

颈外静脉:位于胸锁乳突肌外侧,比颈内静脉位置表浅;因此更容易看到(Cox & Roper,2005)。

尽管颈外静脉比颈内静脉更容易识别,但当它进入胸部时可能会被压瘪,因此不能依靠颈外静脉来评估颈静脉压力的位置或波形(Talley & O'Connor,2001)。

正常颈静脉压

右心房内的平均压力通常小于 7 mmHg (9 cmH$_2$O);由于胸骨角在右心房上方约 5 cm,正常颈静脉脉搏压力脉冲不应超过胸骨角水平线上方 4 cm(9 cm 减去 5 cm)(图 3.8)(Douglas et al. , 2005)。因此,在右心房压力正常的健康患者中:

- 以 45°坐位:充盈和塌陷的静脉之间的过渡点可能是可见的,也可能是不可见的;如果是可见的,搏动点将在锁骨正上方可见。
- 平卧位:颈静脉充盈,搏动点不可见。
- 坐位:静脉上部将塌陷,其与扩张静脉之间的过渡点将不清晰,即搏动点将不可见。

(见图 3.8)(Douglas et al. , 2005)

颈静脉压波形

有颈静脉压评估经验的医师可通过仔细查看颈静脉压波形获得更多详细信息(Scott & MacInnes,2006)。颈静

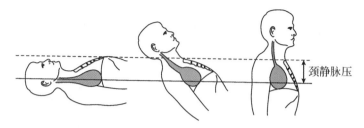

颈静脉压

图3.8 患者体位对颈静脉压的影响

脉压力波形随心动周期内变化而变化;它有三个压力增加阶段(称为 A、C 和 V 波)和两个压力降低阶段(称为 X 和 Y 下降)。Cox & Roper(2005)是一个有助于获得更多信息的有用资源。

'巨大 a 波'

在房室分离时(心房和心室收缩失同步),右心房有时收缩与三尖瓣关闭同时发生,产生大的颈静脉搏动或巨大 a 波;这些巨大 a 波以不规则的间隔出现,因为三尖瓣有时关闭,有时开放(Cox & Roper,2005)。房室分离可见于三度(完全性)房室传导阻滞和室性心动过速。

颈静脉搏动与颈动脉搏动的鉴别

颈静脉搏动可与颈动脉搏动区别,因为颈静脉是:

- 可见,但不能触及
- 随呼吸移动(吸气时减少)
- 在对腹部施加压力时受到影响

(Ford et al.,2005)

颈静脉压升高的原因

颈静脉压升高的原因包括:

- 充血性心力衰竭

- 右心衰竭

- 心脏压塞

- 肺栓塞

- 上腔静脉阻塞,例如肿瘤

- 容量负荷过重

(Epstein et al., 2003)

操作过程

- 向患者解释操作的流程;

- 确保有足够的光线;

- 站于患者的右侧;

- 在保证隐私和维护患者尊严的同时,暴露上胸部。去除患者颈部和胸部周围的任何限制性衣物(McConnell, 1998);

- 患者取半坐位(身体与水平面呈 45°),头下留一个枕头;

- 要求患者将头部转向左侧(图 3.9);

- 观察锁骨正上方的颈静脉搏动点水平(Scott & MacInnes, 2006);

- 测量胸骨角(胸骨柄关节或 Louis 角)与颈静脉搏动最高点之间的垂直距离 (cm)(图 3.10)(McConnell, 1998)。正常值小于 4 cm(Scott & MacInnes, 2006);因为右心房在胸骨角下方 5 cm,故在测量值中要加

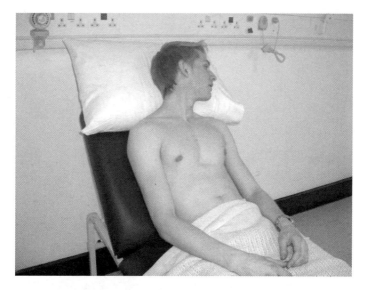

图 3.9 测量颈静脉压第一步：将患者取 45°半坐位，头下留一个枕头，嘱患者头转向左

上 5 cm，即正常测量值总计小于 9 cm，此数值相当于右心房中的正常压力（见上文）。

- 如果难以看到颈静脉搏动，则将强光直接照射患者颈部（McConnell，1998）。
- 如果仍难以发现颈静脉搏动点，或不能确定所见到的搏动是静脉搏动还是动脉搏动，有些专家建议轻压右上腹（图 3.11）：这将使静脉压短暂升高，使得颈内静脉显现。静脉搏动通常在几秒后恢复正常（即使持续的腹压），但如果持续出现，则提示右心衰竭（Cox & Roper，2005）。腹部压迫不影响动脉搏动。更多信息见 Cox & Roper（2005）。
- 记录结果，即颈静脉搏动是否可见，如果可见，是否

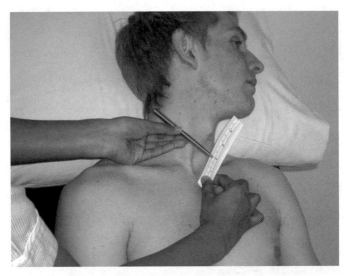

图 3.10 测量颈静脉压第二步：测量胸骨角水平（胸骨柄关节或 Louis 角）与颈静脉搏动最高点之间的垂直距离（cm）

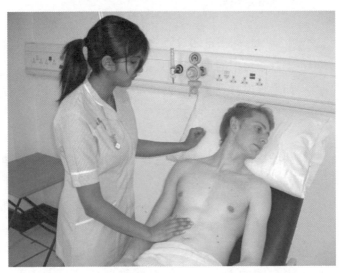

图 3.11 测量颈静脉压第三步：如果仍难以看到颈静脉搏动，或所见到的搏动是静脉搏动还是动脉搏动难以确定，轻压右上腹可有助于鉴别

正常或升高。

心前区的视诊和触诊

心前区

心前区位于心脏在胸壁体表的投影（Cox & Roper，2005）。在检查和触诊心前区即心尖/二尖瓣区（左侧第5～6肋间隙锁骨中线内侧）时尤其重要，因为此处通常可感觉到心尖搏动（并且在此处听诊二尖瓣音为最佳）（Cox & Roper，2005）。

心前区心脏手术的相关瘢痕

视诊心前区时，寻找提示既往心脏手术的疤痕很重要。胸骨中线切开疤痕提示，冠状动脉旁路移植术或瓣膜置换术（Longmore et al.，2007）；左乳下胸廓切开瘢痕提示二尖瓣切开术（Douglas et al.，2005）。注意患者是否有植入式起搏器或心脏复律除颤器也是很重要的；在左锁骨正下方（偶尔在右锁骨）会看到瘢痕，在瘦弱的人身上，可能会看到皮肤凸起。

胸廓畸形

注意胸廓畸形的任何体征都很重要，因为这可能影响心脏的后续检查。例如，鸡胸或漏斗胸可使心脏移位，从而影响心前区的触诊和听诊（Douglas et al.，2005）。

心尖搏动

心尖是心脏的尖端（McFerran & Martin，2003）。心

尖搏动是心脏在收缩时对胸壁的撞击（McFerran & Martin，2003）；它主要是心脏收缩时血液排出而产生的心尖撞击胸壁的结果（Talley & O'Connor，2001）。因为它与左心室收缩相关，所以心尖搏动的评估可反映左心室功能（Scott & MacInnes，2006）。

有时心尖搏动不可触及；这通常是因为胸壁增厚、肺气肿、心包积液、休克或右位心等（Talley & O'Connor，2001）；将患者转至左侧卧位可触及心尖搏动（Scott & MacInnes，2006）。应注意心尖搏动的部位和特征。

心尖搏动位置和心尖搏动移位的原因

患者取约45°仰卧位，心尖搏动的正常位置是第5/6肋间隙锁骨中线内侧，(Epstein et al.，2003；Scott & MacInnes，2006)。心尖搏动移位的原因包括：

- 心脏扩大：是心尖搏动向下或向外侧移位的常见原因。
- 纵隔移位：大量胸腔积液或张力性气胸可将心尖搏动(有时气管)推离患侧；塌陷的肺可将心尖搏动向患侧移动。
- 右位心。

（来源：O'Neill et al.，1989；Douglas et al.，2005）

心尖搏动的特征

有心脏评估经验的医生可以评估心尖搏动的特征。正常的心尖搏动短而急促(Epstein et al.，2003)。心尖搏动的异常包括：

波动感：持续而有力的搏动由梗阻造成，例如主动脉狭窄或高血压，可使心脏泵血受阻。

冲击感：由容量过负荷引起。

震颤：二尖瓣狭窄时能触及。

弥漫性：左心室衰竭和心肌病。

（来源：Longmore et al.，2007）

震颤

震颤：心脏传导的杂音，类似于在猫喉部抚摸到的呼吸震颤（Epstein et al.，2003）。

心前区视诊和触诊流程：

- 向患者解释操作的流程。

- 确保患者处于仰卧位，角度为 45°。

- 在保证隐私和维护患者尊严的同时，暴露胸部。

- 嘱患者平静呼吸。

- 检查心前区是否有心脏手术相关的疤痕（见上文）。对于女性患者，可能需要推起左侧乳房，以便全面检查心前区。注意观察任何胸廓形状畸形和异常搏动（Scott & MacInnes，2006）。

- 触诊心尖搏动（通常是第 5～6 肋间隙锁骨中线内侧）（图 3.12）（Scott & MacInnes，2006）：将右手伸出，靠在患者胸壁左侧，定位心尖搏动。

- 如果心尖搏动定位困难，将患者转至左侧卧位。虽然这通常使心尖搏动定位更容易，但侧卧位会将心尖搏动推向外侧，因为心脏在胸部有一定程度的活动（Epstein et al.，2003）。

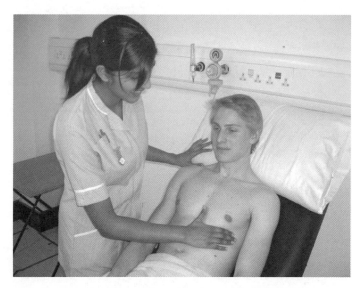

图 3. 12 触诊心尖搏动(通常是第 5～6 肋间隙锁骨中线)

- 用一个手指的尖端,评估心尖搏动的特征(见上文)。
- 如果心尖搏动有移位,检查气管是否居中(图 4.3);如果气管偏离,这表明纵隔移位(Ford et al.,2005)。
- 触诊胸骨左侧,以确定每次心室收缩时,手是否抬起(Scott & MacInnes,2006):将右手掌根部与手指置于胸骨左侧的心前区上方(图 3.13);正常情况下,可以感受到与呼吸相关的运动,如果随着每一次心脏收缩,手跟着胸壁抬起意味着左侧胸骨旁起伏。通常是由于右室肥大或容量过负荷引起。

心脏听诊

用听诊器听诊能区分心脏、肺和其他内脏器官的声音

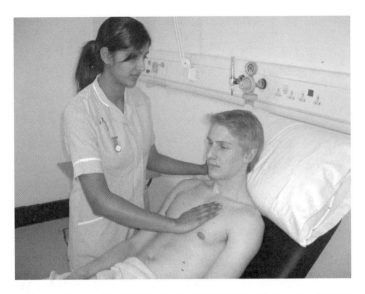

图 3. 13 检查心前区异常搏动：右手跟部放置在胸骨左侧的心前区上方可触及异常搏动

（Soanes & Stevenson，2004）。进行心脏听诊是为了确定心音是否正常以及是否有其他附加心音（Scott & MacInnes，2006）。心脏听诊需要详细的理论知识、实践和经验才可以区分正常和异常。首先是掌握正常心音，然后才有可能认识异常心音（Cox & Roper，2005）。

关于什么是正确的心脏听诊原则目前没有共识（Cox & Roper，2005）；因此，这里描述了心脏听诊的关键原则。

心脏瓣膜

心脏有四个瓣膜：

- 二尖瓣：由两个三角形瓣尖组成，当左心室收缩时，可防止血液反流到左心房。

- 三尖瓣：由三个三角形瓣尖组成,当右心室收缩时,可防止血液反流到右心房。
- 主动脉瓣：防止心室收缩后血液反流到左心室。
- 肺动脉瓣：防止心室收缩后血液反流到右心室。

(Marcovitch,2005)

正常心音及相关生理

心音通常发出"咚哒"声响。第一心音即通常所说的"S1",是由二尖瓣和三尖瓣关闭引起的,在心尖部最易听到。对应于心室收缩的开始(Waugh & Grant,2006)。有时,可听及第一心音分裂,这是正常的。

第二心音("哒"),即通常所说的"S2",音调稍高。它是由主动脉瓣和肺动脉瓣关闭引起的,胸骨左缘第2～3肋间最易听到。对应心室收缩末期和心房收缩开始。吸气时可出现第二心音分裂。

在第二心音之后;在下一个心动周期的心音之前有一个短暂的间隙,这是心室舒张,标志着心室充盈的时间(Scott & MacInnes,2006)。

使用听诊器

听诊器是一种用于听诊肺部、心脏等内脏器官所产生声音的仪器(Marcovitch,2005)。它在200年前被用于医学;最初,它是一端向另一端钻一个孔木制圆筒(Epstein et al.,2003)。现代听诊器有两个听筒,通过胶管路连接到通常由听头和薄膜片组成的。耳塞应向前成角,即与操作者外耳道的方向相同(Epstein et al.,2003)。

听诊器的功能:

- 传输患者胸部的声音。
- 减弱外部噪声。
- 医生可以专注选择某些频率的声音。

(Epstein et al. ，2003)

由于膜型听诊器和钟型听诊器各自放大的声音不同，所以应该注意听诊器的正确使用(Scott & MacInnes，2006)：

- 膜式：用来听诊高音，如S1,S2和一些杂音；应该紧紧地按在皮肤上听诊。
- 钟式：用来听诊低调的声音，例如，二尖瓣狭窄的杂音，应该轻轻地放在胸前，否则就会变成膜式一样起不到作用。

标准的听诊部位

标准的心脏听诊部位如图 3.14 所示：

- 二尖瓣区：左第五肋间,锁骨中线：这是二尖瓣听诊的最佳部位。
- 三尖瓣区：左第四肋间,位于胸骨旁：这是三尖瓣听诊的最佳部位。
- 肺动脉瓣区：左第二肋间,位于胸骨旁：这是肺动脉瓣听诊的最佳部位。
- 主动脉瓣区：右第二肋间,位于胸骨旁：这是主动脉瓣听诊的最佳部位。

(Cox & Roper,2005；Scott & MacInnes,2006)

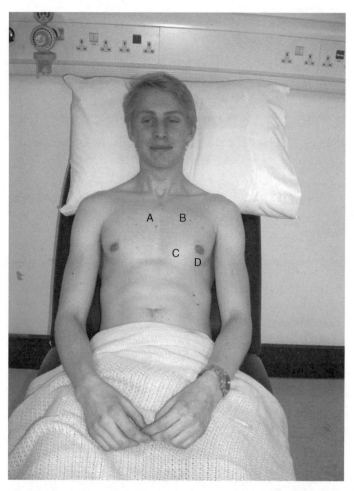

图 3.14 标准的心脏听诊部位。A 为主动脉瓣区；B 为肺动脉瓣区；
C 为三尖瓣区；D 为二尖瓣区

异常心音

在心脏听诊过程中，额外心音和杂音是很重要的，
包括：

第三心音(S3)：在第二心音(S2)后听到的低沉的声音；最重要的病理原因是左心衰，但在健康的年轻人和妊娠女性中是正常的(Cox & Roper，2005)。

第四心音：在第一心音(S1)之前听到的低沉的声音；为病理性，它表示心室顺应性差。

心脏杂音：以隆隆样或吹风样的心音为特征。其原因包括：血流通过异常瓣膜，间隔缺损和流出道阻塞；有时为生理性的。如果杂音存在于两种心音之间(即 S1 和 S2 之间)，则称为收缩期杂音，如果它存在于每一组两种心音之间(即 S2 和 S1 之间)，则称为舒张期杂音。比起舒张期杂音，收缩期杂音更常见，更容易听到。

舒张期杂音有两种：

- 舒张早期杂音：一种高调的声音，开始很大声，然后迅速变低；最常见的原因是主动脉瓣反流。在舒张开始时，主动脉内的压力达到最大值，然后下降；因此，在主动脉瓣疾病中，当主动脉压力较高时，尤其是在舒张开始时，主动脉瓣上的血液反流就会发生。

- 舒张中期杂音：一种低沉的声音，最常见的原因是二尖瓣狭窄。由涌动的血流由左房到左室时经过狭窄的二尖瓣所形成。

(来源：Cox & Roper，2005)

收缩期杂音有三种：

- 全收缩期杂音：通常在收缩期听到轻柔的吹气声；最常见的原因是二尖瓣疾病：二尖瓣关闭不全会导致心室收缩期瓣膜反流。

- 收缩期喷射性杂音：通常是一种粗糙的声音,最常见的原因是主动脉瓣狭窄；在左心室收缩过程中,血流通过病变的主动脉瓣时产生的涡流引起。

- 收缩末期杂音：通常在收缩末期出现；常由二尖瓣脱垂引起,如果严重可引起反流。

(来源：Cox & Roper,2005)

心包摩擦音：为一种嘎吱作响的声音,如同行走在坚硬的雪地上；多由心包炎引起,在患者屏住呼吸时容易听到(Ford et al. ,2005)。

方法

心脏听诊的方法很多,以下为 Cox & Roper(2005)的建议：

- 向患者解释说明听诊程序。
- 在保证隐私和维护患者尊严的同时,充分暴露胸部。
- 体位为患者仰卧位 45°。
- 保证环境安静。
- 嘱患者正常呼吸。
- 使用膜型听诊器,在二尖瓣区听诊(图 3.14)。
- 识别第一(S1)和第二(S2)心音；由于颈动脉搏动与第一心音重合,为了帮助识别心音,可能需要同时触诊颈动脉搏动(图 3.15)。
- 嘱患者转为稍左侧卧位,使用钟型听诊器在二尖瓣区听诊：这是诊断二尖瓣狭窄舒张中期杂音的最佳位置和方法。
- 用钟型听诊器听诊三尖瓣区(图 3.14),这是诊断三

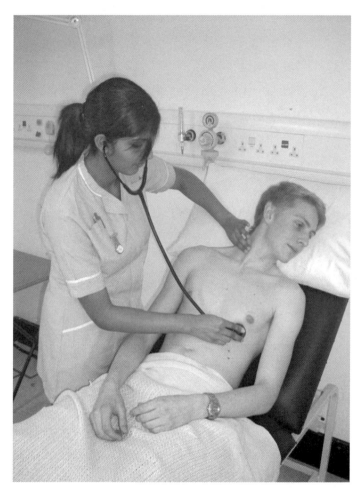

图 3.15 识别第一(S1)和第二(S2)心音;由于颈动脉搏动与第一心音重合,为了帮助识别心音,可能需要同时触诊颈动脉搏动

尖瓣狭窄舒张中期杂音的最佳位置。

- 使用膜型听诊器在三尖瓣区域听诊(图 3.14):这是听诊收缩期(即整个收缩期)与三尖瓣反流和心包摩擦有关杂音的最佳位置。

- 使用膜型听诊器在肺动脉瓣区听诊(图 3.14)：这是听诊肺动脉杂音的最佳位置；这个部位很少使用钟型听诊器。
- 使用膜型听诊器在主动脉区听诊(图 3.14)：这是听诊主动脉狭窄相关的杂音的最佳位置；此部位很少使用钟型听诊器。
- 在第一心音和第二心音之间的时间间隔内，听额外心音和杂音。
- 嘱患者屏住呼吸时，在颈动脉上听诊：这可以听诊颈动脉杂音和主动脉收缩期辐射到颈动脉的杂音(图 3.16)。
- 嘱患者前倾，呼气时屏住呼吸，并用听诊器的膜部沿胸骨左缘听诊：这可以听到与主动脉关闭不全相关的舒张期杂音(图 3.17)。
- 在患者病历中记录听诊发现。

　　(来源：Cox & Roper,2005;Ford et al.,2005)

下肢血管系统检查

　　所有患者都要注意检查下肢静脉系统。应特别检查是否存在深静脉血栓,包括单侧下肢肿胀、疼痛、水肿、压痛和红肿,尽管有时患者可能没有症状。

- 暴露患者的下肢。
- 观察双下肢：注意比较颜色、温度和直径。
- 触诊双下肢脉搏：股动脉、腘动脉、胫后动脉和足背动脉；下肢缺血症状详见专栏 3.1。
- 观察踝关节水肿：注意如果为"凹痕",可以用手指按压检查,观察水肿在肢端延伸的高度。

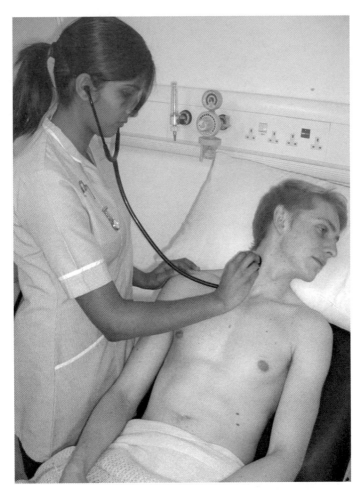

图 3. 16 听诊颈动脉杂音和主动脉收缩期辐射到颈动脉的杂音

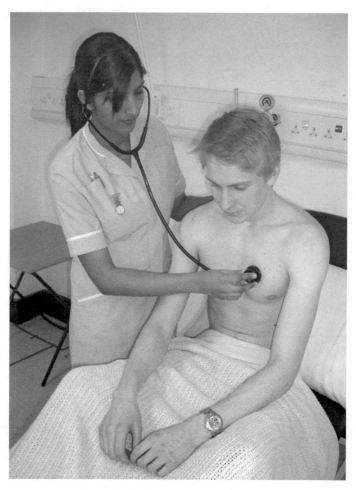

图3.17 听诊与主动脉关闭不全相关的舒张期杂音

专栏 3.1　急性下肢缺血的症状

疼痛（最早发生）

无痛（麻木）

苍白

运动障碍

无脉

（来源：Thoman & Monashan,2007）

- 静脉曲张观察：检查肢体抬高后浅静脉是否立即空虚（Ford et al.,2005）。
- 轻触每条小腿：感受温度和柔软，比较双侧小腿。
- 比较每条小腿的尺寸：如果一条小腿看起来比另一条粗，用皮尺测量，并比较每条小腿在距内踝固定距离处的周长（图 3.18）（Ford et al.,2005）。

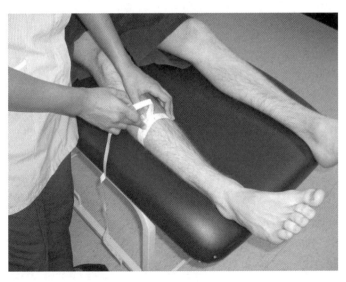

图 3.18　测量腓肠肌

结论

在本章中,对心血管系统的检查进行了描述。对外周心血管系统的检查和无创血压测量的过程进行了讨论。本章介绍了颈静脉压和心脏听诊的测量方法。对下肢静脉系统的检查进行了讨论。

参考文献

Beevers G, Lip G, O'Brien E (2001) *ABC of Hypertension*, 4th edn. BMJ Books, London.

British Hypertension Society (2006a) *Let's Do It Well*. Available at www. bhsoc. org/pdfs/hit. pdf [accessed on 10 January 2008].

British Hypertension Society (2006b) *Blood Pressure Measurement with Mercury Blood Pressure Monitors*. Available at www. bhsoc. org [accessed on 10 January 2008].

Cook D (1996) Does this patient have abnormal central venous pressure? *J Am Med Assoc* **275**: 8.

Cox N, Roper T (2005) *Clinical Skills: Oxford Core Text*. Oxford University Press, Oxford.

Dougherty L, Lister S (2004) *The Royal Marsden Hospital Manual of Clinical Nursing Procedures*, 6th edn. Blackwell Publishing, Oxford.

Douglas F, Nicol F, Robertson C (2005) *MacLeod's Clinical Examination*, 11th edn. Elsevier, Edinburgh.

Epstein O, Perkin G, Cookson J, de Bono D (2003) *Clinical Examination*, 3rd edn. Mosby, London.

Ford M, Hennessey I, Japp A (2005) *Introduction to Clinical Examination*. Elsevier, Oxford.

Gleadle J (2004) *History and Examination at a Glance*. Blackwell Publishing, Oxford.

Jevon P (2007) Measuring capillary refill time. *Nursing Times* **103** (12): 26 – 27.

Longmore M, Wilkinson I, Turmezei T, Cheung C (2007) *Oxford Handbook of Clinical Medicine*. Oxford University Press, Oxford.

Marcovitch H (2005) *Black's Medical Dictionary*, 41st edn. A & C Black, London.

McAlister F, Straus S (2001) Evidence based treatment for hypertension – measurement of blood pressure: an evidence based review. *Br Med J* **322**: 908 – 911.

McConnell E (1998) Assessing jugular venous pressure. *Nursing* **28** (2): 28.

McFerran T, Martin E (2003) *Mini-Dictionary for Nurses*, 5th edn. Oxford University Press, Oxford.

Medicines and Healthcare Products Regulatory Agency (MHRA) (2006) *Medical Device Alert: Blood Pressure Monitors and Sphygmomanometers*. MHRA, London.

National Institute for Clinical Excellence (NICE) & British Hypertension Society (2006) *NICE/BHS Hypertension Guideline Review*. Available at www. bhsoc. org/NICE_BHS_Guidelines. stm [accessed on 28 June 2006].

O'Neill T, Barry M, Smith M, Graham I (1989) Diagnostic value of the apex beat. *Lancet* **1**: 410 – 411.

Resuscitation Council UK (2006) *Advanced Life Support*, 5th edn. Resuscitation Council UK, London.

Scott C, MacInnes J (2006) Cardiac patient assessment: putting the patient first *Br J Nursing* **15**(9): 502 – 508.

Smith G (2003) *ALERT Acute Life-Threatening Events Recognition and Treatment*, 2nd edn. University of Portsmouth, Portsmouth.

Soanes C, Stevenson A (2004) *Concise Oxford English Dictionary*, 11th edn. Oxford University Press, Oxford.

Talley N，O'Connor S（2001）*Clinical Examination: a Systematic Guide to Physical Diagnosis*. Blackwell Science，Oxford.

Thomas J，Monaghan T （2007） *Oxford Handbook of Clinical Examination and Practical Skills*. Oxford University Press，Oxford.

第4章

呼吸系统检查

Gareth Walters

简介

在英国,胸部疾病是一种发病率和病死率都很高的疾病。急性呼吸困难是最常见的住院原因之一,肺癌仍然是所有癌症中的头号杀手(Cox & Roper,2005)。呼吸系统检查需要有一套系统的方法,以确保不遗漏重要的症状和体征。

编写本章的目标是掌握呼吸系统检查。

学习目标

学完本章,读者将能够:

- 列出呼吸系统疾病的症状。
- 描述呼吸系统的体格检查。
- 描述胸部的体格检查。

呼吸系统疾病的症状

呼吸系统疾病的症状包括:

- 咳嗽
- 气促
- 咯血
- 喘息

- 胸膜痛
- 咳痰

（来源：Gleadle，2004；Ford et al.，2005）

呼吸系统的外周检查

- 在进行检查前，询问患者身体是否有疼痛或者压痛。
- 请患者以 45°坐在诊察台上，暴露腰部。而这时可以用一个可调节的诊察台，必要时可使用枕头。

环境

- 在床周寻找可提示呼吸问题的线索，例如：雾化器、氧气吸入器或者痰盂。
- 如果有痰盂，确认所属患者（检查名字），并查看内部，检查痰液的黏稠度和颜色；黄色或绿色（脓性）痰通常表明呼吸道感染；干咳少痰通常与哮喘有关；咯血可由多种疾病引起，包括肺癌和肺栓塞（Thomas & Monaghan，2007）。

与呼吸系统疾病相关的特征

- 寻找与呼吸系统疾病相关的特征，这能为潜在的呼吸问题提供诊断线索：
  - 与肺癌或严重慢性阻塞性肺疾病相关的恶病质（严重体重下降）证据。
  - 肥胖症，结膜充血（肿胀、膨出）和明显发绀（也叫"蓝肿"综合征，也叫作皮克威基综合征）可见于 COPD 和睡眠呼吸暂停导致的 2 型呼吸衰竭。

○ 延长呼气期,通过噘嘴呼吸,姿势固定和包括腹部和肋间肌肉在内的辅助肌肉的使用(所谓的肺气肿综合征);这些都是肺气肿时肺过度肿胀的征象。

呼吸频率

· 计算患者的呼吸频率:计算 30 秒内的呼吸次数,并将其加倍为分钟频率。正常呼吸频率为 12 ~ 16 次/分。异常呼吸频率包括:

○ 呼吸频率超过 18 次/分,称为呼吸过速,可能表明各种呼吸问题所致的缺氧,例如气胸和肺栓塞。

○ 呼吸频率超过 30 次/分,表明严重呼吸窘迫,患者需要紧急评估。患有急性重症哮喘、COPD 加重和重症肺炎的患者常出现呼吸窘迫,并可能迅速失代偿。

○ 呼吸频率小于 10 次/分,表示换气不足;原因包括镇静药物过量,如阿片类和苯二氮䓬类,导致呼吸抑制。注意呼吸窘迫且呼吸频率下降的患者,这通常是患者疲劳时观察到的,并可能出现呼吸停止,它通常是气管插管和机械通气的指征(Cox & Roper,2005;Douglas et al. ,2005)

对于没有处于极端情况的患者,在整个检查过程中要特别观察什么原因导致患者呼吸困难,例如请他们脱下衬衣或反复说"99"。这是检查呼吸功能水平是否良好的办法。

手

检查患者的手并仔细观察以下情况：

- 杵状指(图 4.1)：见于各种呼吸系统疾病(见专栏 4.1)。
- 吸烟引起的焦油污染：通常见于中指和示指。

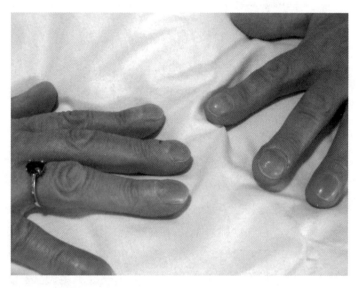

图 4.1 杵状指

专栏 4.1 杵状指的临床特征和病因

杵状指的临床特征是逐渐起病,通常无痛：

- 脏污的甲床(指甲比普通指甲更易移动)。
- 指甲纵向弯曲度增加。
- 甲襞角度缺失。
- 远端手指纺锤样扩大(鼓槌)。

杵状指的呼吸原因包括：

- 化脓性肺病：脓肿;支气管扩张;脓胸;囊性纤维化。

- 肺癌：支气管癌(非小细胞肺癌)；间皮瘤。
- 肺纤维化。

(摘自 Douglas et al. ,2005)

- 周围性发绀：缺氧时四肢呈暗蓝色变色和斑点(由于存在不饱和血红蛋白)，也可能是在由寒冷引起的循环不良。周围性发绀的出现提示我们应该去寻找中枢性发绀，如果发生时不是因为寒冷，说明为中枢性缺氧。
- 二氧化碳潴留时扑翼样震颤。
- β受体激动剂(如沙丁胺醇)治疗可引起震颤。

二氧化碳潴留

COPD 患者通常有二氧化碳潴留(Ward et al. ,2006)。扑翼样震颤是二氧化碳潴留的征象，表明患者病情危重，通常包括手腕的抽搐运动。

- 检查扑翼样震颤是否存在：要求患者向前伸展手臂，手腕翘起，手指略微分开(图 4.2)。观察 15 秒以确定是否存在。

头和颈

- 要求患者张嘴，伸出舌头，放在腭顶。
- 检查舌和颊黏膜有无暗蓝色变色，表明为中央型发绀。随着不饱和血红蛋白的增加，中心氧饱和度降低并血液缺氧(Cox & Roper,2005)。
- 让患者坐在前方，触颈部淋巴结病变。触诊并感受双侧颈深部和锁骨上淋巴结。这些经常与呼吸系

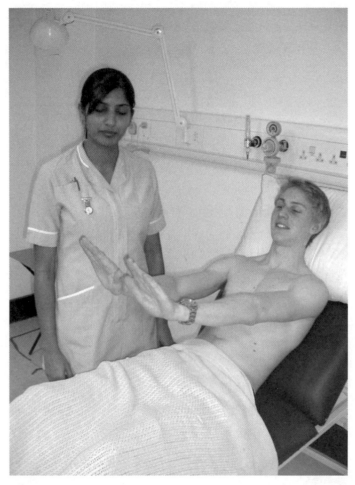

图 4.2 检查扑翼样震颤

统疾病有关。

- 检查颈静脉是否怒张,触诊脚踝是否水肿。许多呼吸疾病导致慢性缺氧,进而导致肺动脉压升高和右心衰(Ward et al.,2006)。最常见的潜在问题是COPD。右心衰伴有液体潴留和颈静脉怒张。

- 触诊气管(提前告知患者这个操作会有不适)：将示指放在胸骨上窝中间,用中指定位气管环的中部(在纵向平面)；然后滑动示指和无名指到气管的任一侧,确定其是否位于中央或者偏离一侧(Cox & Roper,2005)(图 4.3)。专栏 4.2 列出了气管偏离的常见原因。

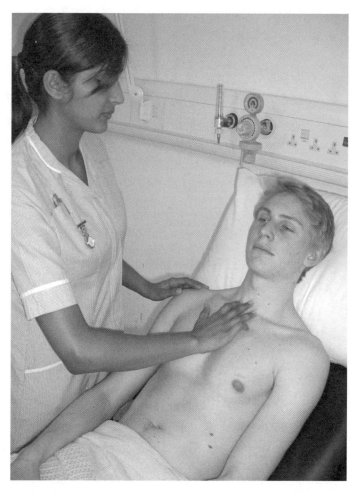

图 4.3 触诊气管

专栏 4.2 气管偏离的常见原因

气管偏向病灶对侧：

- 大量胸腔积液

- 张力性气胸

气管偏向病灶同侧：

- 肺纤维化

- 肺塌陷和肺实变

- 测量胸骨切迹和环状软骨之间的距离：呼气时 3～
  4 个手指的宽度是正常的；在肺气肿和肺过度扩张
  的患者这个距离会慢慢减少。

- 注意过度扩张的肺中存在气管牵拉：吸气时气管会
  向胸腔下降。

胸部检查

胸部视诊

- 视诊胸部是否有明显的畸形和静息时胸廓运动
  特点：

  ○ 胸椎后凸：脊椎骨质疏松破坏导致椎体弯曲和
    前后弯曲度增加；这能导致用力时呼吸困难和
    胸部运动受限。可能原因是长期使用类固醇，
    包括吸入剂。

  ○ 脊柱侧弯：脊柱旁侧弯曲度增加；可由肺部感染
    和儿童期手术引起，并可伴有骨质疏松症表现
    的脊柱后凸。

  ○ 桶状胸：由 COPD 相关的肺过度膨胀所致。吸
    气时，下胸部的侧向扩张非常有限，并且胸廓向

上运动,而不是向下、向外。这一发现伴随着之前讨论过的肺过度膨胀的其他特征。

- 不对称胸部扩张:左右两侧胸部运动不对称;表明一侧胸部存在局部问题;这应该在触诊时确认。

- 视诊与胸腔引流和手术过程相关的特征性胸廓瘢痕:

   - 胸部引流遗留瘢痕:胸腔引流通常用于胸腔积液的引流和气胸的抽吸(Cox & Roper,2005)。

      如果胸腔引流管仍在原位,注意引流瓶是否含有大量液体(提示积液),或者水封瓶是否有气泡溢出(提示气胸)。拔除后,受影响的一侧胸部的侧面或者后方会出现 1~2cm 的小疤痕。

   - 肺切除术和肺叶切除术瘢痕:肺切除术(切除一个肺)和肺叶切除术(切除一个肺叶)瘢痕是特征性的。适应证包括当其他形式治疗失败时切除肿瘤和治疗支气管扩张症。在使用抗生素之前,肺结核有时通过肺叶切除术和全肺切除术进行手术治疗。

胸部触诊

- 触诊心尖:正常位置为第五肋间,左锁骨中线。在 COPD 中,心尖很难触及或不能触及,在有大量积液或者气胸时也很难触及。在胸腔积液、气胸或者肺塌陷时,心尖可偏离(也可存在气管偏离)。

- 评估胸廓扩张的对称性:将手掌放在前胸壁上部(图 4.4)。每次吸气时胸部均匀上升。

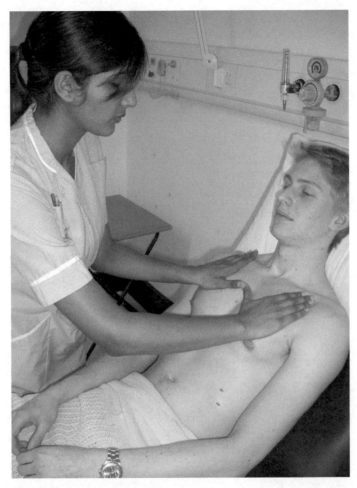

图 4.4 评估胸廓扩张的对称性

- 评估胸廓扩张度：用手指在胸部两侧的下肋骨处握住胸部，使拇指在水平直线中间触及（Douglas et al.，2005）（图 4.5）。评估两侧肺底部的胸部扩张。估计（以厘米为单位）或标记在某一侧胸部侧向扩张的减少。如果需要精确测量，可以用卷尺来评估

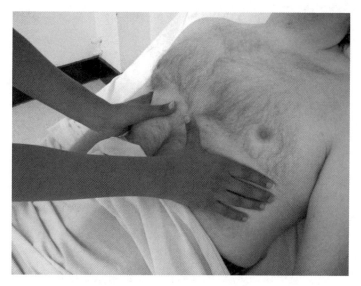

图 4.5 评估胸廓扩张度

手指分开的距离。胸部扩张度的评估可证实早期
的胸部不对称。

胸部叩诊

叩诊是一种用手指或仪器叩击身体某个部位并评估其
所产生振动的技术(McFerran & Martin,2003)。胸部叩诊
产生声音(共振)和可触及的振动,用于评估潜在肺组织和
内部器官的大小。作为呼吸系统完整检查的组成部分。胸
部叩诊可以提供与肺部状态相关的宝贵信息,有助于确定
器官的位置以及肿块或液体的存在(Ford et al.,2005)。单
独的胸部叩诊的临床意义较小,除非将其与其他临床发现
综合考虑,它将有助于诊断。

叩诊可用于评估呼吸时膈肌的运动。吸气时,浊音水
平会下降(右侧通常略高于左侧)(Epstein et al.,2003)。

叩诊应轻柔：不要用力过猛,因为这会使患者感到不适,并且不会提供额外的信息(Epstein et al. ,2003)。获得响亮的音调不能保证音质;更重要的是获得不同的音调并认识到它们的重要性。敲击的力量应该是来自手腕,而不是来自前臂或者肩膀。应该使用指尖,而不是指腹,因为这可能会改变产生的叩诊音(短指甲是最重要的)。

每侧胸部可分为三个区域：上部、中部和下部(图4.6)。这为叩诊(和听诊)提供了特定区域,也允许根据解剖学简单有效地描述异常发现。

- 向患者解释检查过程。这一点尤其重要,因为如果患者感到焦虑,胸壁肌肉会变得紧张。这可改变叩诊产生的声音。

- 确保环境安静。噪声会使准确获得检查结果变得更为困难。

- 在进行胸部叩诊时,尝试可视化潜在的解剖结构。这将有助于解释和诊断。

- 将非利手放在患者胸壁上。手指应稍分开,中指应紧紧地压在将要叩诊的肋间(Ford et al. ,2005)。

- 用右手中指指尖敲击中指的中间指节(Ford et al. ,2005)(图4.7)。用手腕和指关节的快速撞击传递叩击,不是使用胳膊或肩膀。叩诊的手指应弯曲,使得末端指节在叩诊时与手掌呈直角,并以垂直的方式敲击被叩诊手指。然后应立即移开叩诊手指,像钟里的钟锤一样,否则产生的声音将被减弱(Epstein et al. ,2003)。

- 叩诊前壁和侧壁(图4.6)。从一侧叩诊到另一侧,

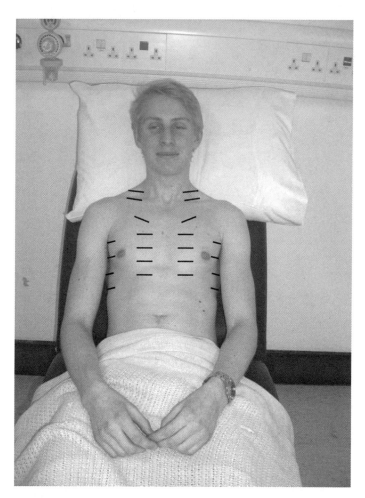

图 4.6 前胸部叩诊和听诊区

　　从上到下,比较两侧,寻找不对称性。

- 对叩诊声音进行分类(见表 4.1)。
- 如果确定了共振改变的区域,则通过从正常共振区
  域到共振改变区域叩诊来描绘其边界(Ford et al.,

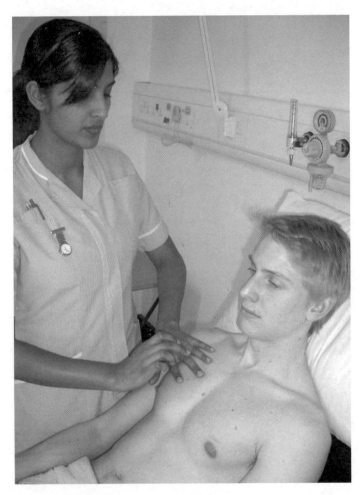

图 4.7 胸部叩诊

2005)。

- 对叩诊声音进行分类(见下文)。
- 记录检查结果,并酌情报告。

表 4.1 呼吸系统疾病中异常叩诊音

主要的呼吸病理学	异 常 叩 诊 音
正常胸部	正常叩诊音
胸腔积液	叩诊浊音或实音(受重力影响,在胸部更低的位置)
肺炎	叩诊清音
COPD	叩诊过清音
肺纤维化	叩诊浊音
实变和肺塌陷	叩诊浊音

胸部听诊

听诊器的膜部用于听诊胸部(图 4.8)。钟形听诊器可用于多毛的胸部。呼气通常比吸气更安静、更短,两者间没有停顿。正常呼吸音在噪声更容易传播的气道周围是粗糙的。正常呼吸音称为肺泡呼吸音。

- 请患者用鼻子深吸气,用嘴呼气。
- 用听诊器在三个区域进行听诊,分别在肺尖和两侧的侧胸部。
- 吸气和呼气时听诊。判断呼吸音是水泡音、支气管呼吸音、减弱音还是消失。

还要注意受累的肺部区域,并与触诊和叩诊的结果相结合。

如果一侧听不到呼吸音,这可能表明肺萎陷(专栏 4.3)。

支气管呼吸音

支气管呼吸音包括异常呼吸音(表 4.2),它是在肺实

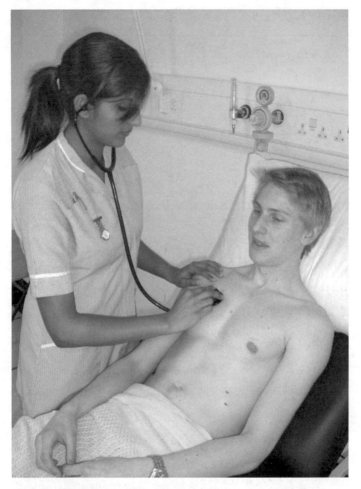

图 4.8 胸部听诊

专栏 4.3 肺萎陷的原因

- 肺炎引起的肺实变或远端气道阻塞。

- 近端支气管内被肿瘤阻塞：引起节段性、大叶性或全肺
  萎陷。

- 慢性阻塞性肺疾病或支气管扩张或术后的患者分泌物阻塞。
- 吸入异物导致近端气道阻塞。

表 4. 2 听诊呼吸音异常

主要呼吸道病理学	呼吸声音异常
正常的肺部	肺泡呼吸音
胸腔积液	呼吸音减弱或消失
气胸	呼吸音减弱或消失
慢性阻塞性肺疾病(肺气肿)	呼吸音减弱或消失
肺纤维化	呼吸音减弱
肺实变和肺萎陷	支气管呼吸音和耳语音

变或肺萎陷时听到的,这些声音高频且传导良好。

粗糙的呼吸音有一个很高的高频成分,在吸气相和呼气相是相等的,通常两者之间有一个很短的间隔。

支气管呼吸音可以通过气管或喉头听诊来模拟。

- 用听诊器听诊时伴有支气管呼吸的高音调耳语,称为耳语音。

语音共振

语音共振是指空气将喉部产生的声音通过喉咙、口腔和鼻子传送到空气中(Marcovitch,2005)。

- 请患者轻声或反复说出数字"99"。
- 用听诊器评估肺部区域的语音共振,并比较双侧。正常情况下,高音被健康的肺组织过滤掉;在实变的肺部和支气管呼吸音区域可以听到语音共振。导致呼吸音减弱或消失的疾病也会引起语音共振减弱。

语音震颤触诊

语音震颤是指触诊时所引起的声音共鸣。由于它重复了语音共振的评估,因此没有常规进行。然而,在肺实变上可观察到语音震颤,并可进一步佐证。

附加声音

可以听诊胸部是否有附加的声音,如湿啰音、哮鸣音、喘鸣音和胸膜摩擦音(术语"朗奇夫","啰音"和"裂缝音"已经被更简单的术语"湿啰音"和"哮鸣音"所取代):

- 湿啰音:被描述为细或粗;在肺纤维化和肺水肿的患者吸气结束时,可以听到细微的湿啰音(通常被描述为在洁白的雪地上轻轻行走时发出的声音);在支气管扩张和实变区域吸气和呼气时,可以听到粗糙的湿啰音(通常被描述为早餐麦片在牛奶中发出的声音)。湿啰音代表着细支气管打开和关闭的声音。

- 哮鸣音:通常是多种声音组成的(不同的音调),在呼气时听到;它代表了不同大小的中小气道的流量限制。哮鸣音在哮喘中很普遍,在 COPD 加重时也能听到。如果肿块阻塞大气道并局限于胸腔的单一区域,则哮鸣音可以是单音的(单一音调)。

- 喘鸣:吸气性噪声(Cox & Roper,2005)比喘息声大,常被听到为呻吟或鸣叫,代表着上呼吸道的阻塞,如异物、喉头水肿。它通常伴有高呼吸频率和呼吸窘迫,是耳鼻喉的急症,需要紧急处理和仔细的检查。

· 胸膜摩擦音:用听诊器在局部听到的嘎吱声或摩擦音。它代表胸膜的炎症或增厚,在呼吸过程中,胸膜通常会轻轻地互相滑动(Douglas et al., 2005)。

胸部背部检查

胸部背部的检查与前胸部的检查非常相似,如前所述前。叩诊和听诊的三个区域如图4.9所示。背部无心脏影响,叩诊及下胸部的听诊可显示之前未发现的病变。用这三个区域指导检查,重复触诊、叩诊和听诊。

叩诊:

· 请患者坐直,叩诊后胸壁,忽略肩胛骨覆盖的区域(图4.10)。要求患者将肘部向前移动到胸前:这将使肩胛骨向前旋转并移开(Talley & O'Connor, 2001)。为患者提供一个可以依靠的枕头可能会有所帮助(Bickle et al., 2002)。再次叩诊从一侧到另一侧,从上到下,比较双侧,寻找不对称。不要忘记,肺向下延伸的比向前延伸的低(Epstein et al., 2003)

额外的信息

潜在诊断的进一步线索可以在床边找到。通常可以找到峰值流速测定并且可以在床边现场测定呼气峰值流速,

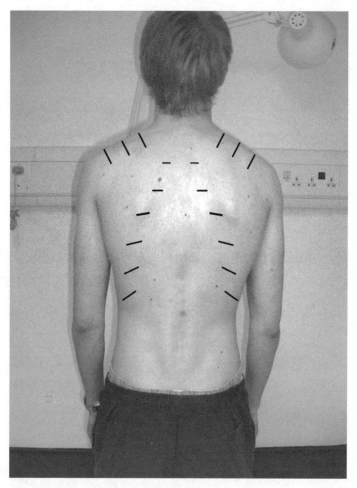

图 4. 9 胸背部叩诊和听诊区

注意检查结束时患者的体温和氧饱和度应记录在观察表上。

结论

呼吸系统检查应遵循有条理的方法，以确保重要的体

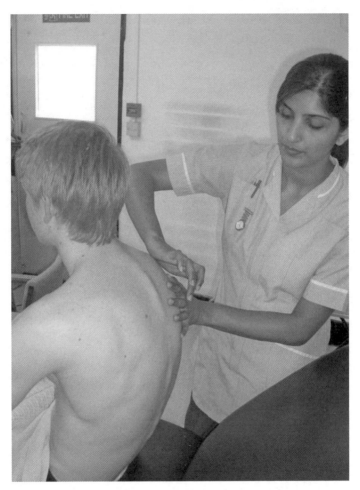

图 4. 10 后胸：胸部叩诊

征和症状不会被遗漏。呼吸系统的病史、呼吸系统外周检查和胸部检查的重要性已在本章中描述。

参考文献

Bickle I，Hamilton P，McClusky D，Kelly B（2002）*Clinical Skills for Medical Students: a Hands-On Guide*. PasTest Ltd., Knutsford, Cheshire.

Cox N & Roper T (2005) *Clinical Skills: Oxford Core Text*. Oxford University Press, Oxford.

Douglas G, Nicol F, Robertson C (2005) *MacLeod's Clinical Examination*, 11th edn. Elsevier, Edinburgh.

Epstein o, Perkin G, Cookson J, de Bono D (2003) *Clinical Examination*, 3rd edn. Mosby, London.

Ford M, Hennessey I, Japp A (2005) *Introduction to Clinical Examination*. Elsevier, Oxford.

Gleadle J (2004) *History and Examination at a Glance*. Blackwel Publishing, Oxford.

Marcovitch H (2005) *Black's Medical Dictionary*, 41st edn. A & C Black, London.

McFerran T, Martin E (2003) *Mini-Dictionary for Nurses*, 5th edn, Oxford University Press, Oxford.

Talley N, O'Connor S (2001) *Clinical Examination: a Systematic Guide to Physical Diagnosis*. Blackwell Science, Oxford.

Thomas J, Monaghan T (2007) *Oxford Handbook of Clinical Examination and Practical Skills*. Oxford University Press, Oxford.

Ward J, Leach R, Wiener C (2006) *The Respiratory System at a Glance*, 2nd edn. Blackwell Publishing, Oxford.

第5章 | 消化系统和泌尿生殖系统的检查

Yi-Yang Ng

简介

消化及泌尿生殖系统的体格检查包括从口到肛门的胃肠道和腹腔内的器官,以及腹股沟、外生殖器、直肠指检和阴道检查(如有必要)。检查应遵循系统的方法:视诊、触诊、叩诊、听诊。

本章的目标是掌握消化系统和泌尿生殖系统的体格检查。

学习目标

在本章结束时,读者将能够:

☐ 列出胃肠道疾病的症状。

☐ 描述胃肠系统的外周检查。

☐ 描述腹部的检查。

☐ 讨论腹股沟和疝孔的检查。

☐ 列出泌尿生殖系统疾病的症状。

☐ 概述男性和女性生殖器的检查。

☐ 描述直肠指检。

胃肠道疾病症状

胃肠道疾病的症状包括:

- 吞咽困难

- 胃灼热

- 恶心

- 呕吐

- 腹泻

- 腹痛

- 肿块

- 直肠出血

- 肠道习惯改变

- 厌食症或体重减轻

- 黄疸

(来源：Gleadle，2004；Ford et al.，2005)

消化系统外周检查

消化系统外周检查应遵循系统的方法：

- 观察患者并注意营养不良、脱水(舌头和皮肤肿胀)和黄疸的任何表现(Ford et al.，2005)

- 检查患者的指甲：观察白甲病(由低蛋白或慢性疾病引起的指甲变成白色)，匙状甲(由严重缺铁引起的指甲呈勺状或凹状表现)和杵状指(有时由肝硬化、炎症性肠病或腹腔疾病引起)(Thomas & Monaghan，2007)。

- 检查扑翼样震颤：与高碳酸血症中观察到的相同(见第4章)；以肝衰竭引起的脑病为特征。

- 检查上肢、面部、颈部和上胸部是否有蜘蛛痣(慢性肝病的征兆)(Marcovitch，2005)。

- 轻轻下拉下眼睑：观察结膜是否苍白（贫血的征兆），巩膜是否黄染（Ford et al.，2005）。
- 检查口腔是否有鹅口疮或溃疡的迹象。
- 检查舌头：看舌炎（舌头平滑红肿）；原因包括缺乏铁、维生素 B_{12} 或叶酸（Thomas & Monaghan，2007）。
- 触诊锁骨上区：检查淋巴结。
- 检查男性乳房：男性乳腺发育可能与肝脏疾病相关（Ford et al.，2005）。

腹部检查

腹部体表解剖学

腹部可以通过两条假想的垂直线和水平线被分为 9 个不同的区域（Lumley，2002）（图 5.1）。垂直线在两侧锁骨中点和腹股沟中点之间。上部水平线由于穿过肋缘的下缘也被称为肋下平面。下部水平线由于穿过髂嵴的上缘，称为结节间线。

腹部视诊

- 请患者仰卧在 1 个枕头上，双臂放在两侧（一些有呼吸困难或胸椎有问题的患者可能需要多个枕头）。
- 在继续检查时，要确保患者感到舒适。
- 将患者从乳头暴露到耻骨联合。
- 如果有需要，可以将外生殖器暴露出来进行评估。
- 站在床尾，注意观察腹部的形状，腹部随呼吸的运动，腹部的对称，明显的肿块，瘢痕和造口。
- 在腹部寻找普通外科手术相关的疤痕（专栏 5.1）。

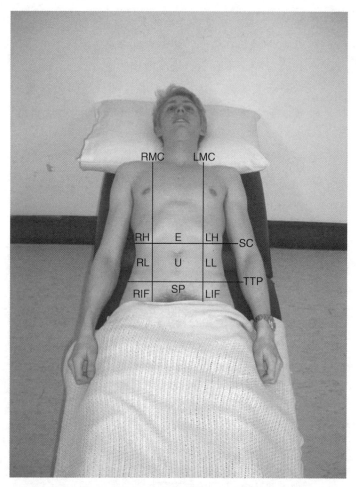

图 5.1 腹部体表解剖图。RIF：右髂区；SP：耻骨区；LIF：左髂区；
RH：右季肋区；E：腹上区；LH：左季肋区；SC：肋下平面；
RL：右腰区；U：脐区；LL：左腰区；TTP：结节间平面；
LMC：左锁骨中线；RMC：右锁骨中线

腹部触诊

- 从患者右侧开始检查。

专栏 5.1　手术相关瘢痕

- 腹中部长手术瘢痕,例如既往行剖腹手术。

- 右侧肋下瘢痕(Kocher 切口),例如既往行胆囊切除术。

- 右下腹切口瘢痕,例如既往行阑尾切除术。

- 耻骨上横切口(Pfannenstiel)瘢痕,例如既往盆腔手术史。

(来源:Lumley,2002)

- 采取一种体位,使检查人的手与患者处在同一水平线上。

- 询问患者腹部是否有疼痛或不适;如果有,最后再触诊这个区域。

- 用手掌平放(图 5.2)轻按患者腹部 9 个区域(图

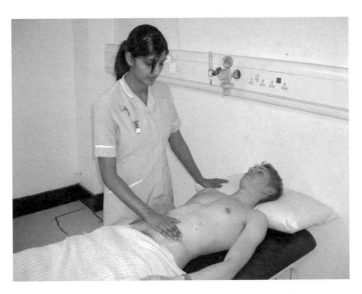

图 5.2　腹部轻触诊

5.1），同时观察患者面部是否有不适迹象，如做皱眉，痛苦表情。轻触诊的目的是检查压痛、护痛、反跳痛和腹肌紧。

- 做深部触诊，更深地按压九个区域的中的每一个。这种方法可以用一只手进行，也可以用两只手，把一只手放在另一只手上。

- 深部触诊的目的是发现任何异常肿块及其特征。腹部可触及肿块的可能原因列于专栏5.2。

专栏5.2 不同腹部区域触及肿块的可能原因

- 左季肋部：脾、结肠脾曲。
- 右季肋部：肝脏，结肠肝曲，胆囊。
- 上腹部：胃、十二指肠、胰腺、横结肠。
- 左腰部：降结肠、左肾。
- 右腰部：升结肠、右肾。
- 脐区：腹主动脉、小肠。
- 左髂区：乙状结肠、左卵巢，
- 右髂区：盲肠、阑尾、右卵巢。
- 耻骨上区：膀胱、子宫。

腹膜炎的症状

肌卫：在炎症器官和腹膜上无意识的腹部肌肉收缩。

反跳痛：指因解除按压而非按压腹部而引起的疼痛。

肌紧张：肌卫延伸，累及整个腹部肌肉组织。

触诊肿大的腹部器官

肝脏

正常情况下，肝脏的下缘是不可触及的，由于肝脏的上缘通常位于胸腔内因此无法触及。肝脏从右肋缘下向右髂窝方向增大,吸气时向下移动。

肝脏触诊的程序

- 将示指桡侧置于患者右髂区上方,请患者按指示进行吸气和呼气(图 5.3)。

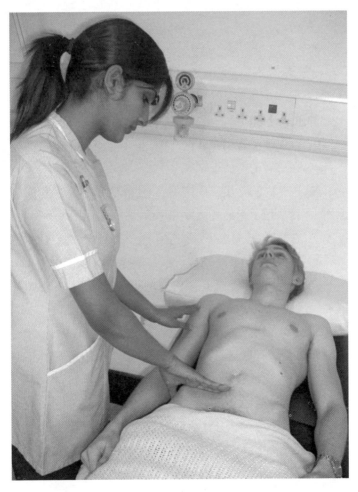

图 5.3 肝触诊

- 吸气时,将手指移向右肝边缘,呼气时,保持手指稳定。

- 每次呼吸都向右肋缘移动,直到手指碰到肝脏边缘。

- 如果能触到肝脏的下缘,注意肝脏表面的边缘、形状、大小(以右肋缘来计算大小)、质地、压痛和搏动。

脾

正常情况下脾是摸不到的。它向右髂区的下方和内侧扩大,在吸气时下降。

脾脏触诊顺序

- 首先让患者稍微转向右侧,将未检查的手从后面放在患者的左肋上。

- 这个方法是用于固定下肋,使脾脏更容易在前面触诊。把示指的桡侧放在患者身上。

- 右髂区,并要求患者按指示吸气和呼气。吸气时,将手指移向左侧肋缘,呼气时,保持手指稳定(图5.4)。

- 每呼吸一次,向上移动到左肋缘,直到手指碰到脾脏的边缘。

肾脏

肾脏是腹膜后器官,不随呼吸活动。触诊肾脏需要双手操作。

肾脏触诊顺序

- 患者仰卧,左手置于侧腹后方,右手置于肋缘下方的腰部。

- 将肾脏从下方向上推压,用另一只手触摸肾脏(图5.5)。这也被称为肾脏的"选举"(Douglas et al.,

2005）。

- 重复同样的步骤检查另一个肾。

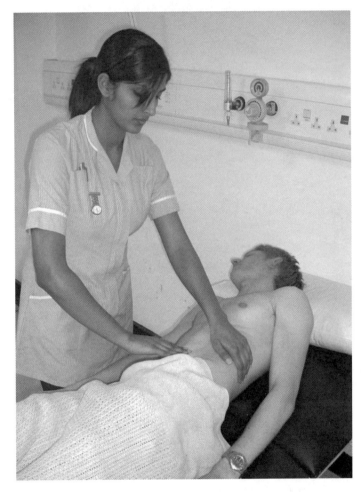

图 5. 4 脾触诊

触诊时脾脏肿大与左肾肿大的鉴别

有时，很难区分肿大的左肾和肿大的脾；以下特征可能

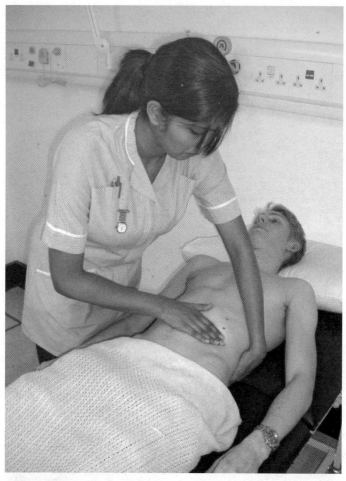

图 5.5 双手触诊肾

有助于解决这一问题(Talley & O'Connor,2006):

· 脾脏沿右髂窝方向斜向肿大。

· 脾叩诊时浊音不清,而肾脏则清晰。

· 脾脏肿大不易在体表触及。

主动脉

腹主动脉在脐处分叉,对于瘦弱的患者,可以感觉到腹部的搏动;如果手指被搏动移位到腹侧,称为扩张性搏动,这提示为腹腔主动脉瘤(Cox & Roper,2005)。

腹主动脉瘤触诊顺序

- 将手掌平放在脐上方的中线处,用力触压。
- 如果感觉到了脉搏跳动,将示指放在搏动的两侧,观察手指是否随着每次搏动而分开,提示腹主动脉瘤。

膀胱

膀胱是盆腔器官,通常触不到。在出现尿潴留的情况下,膀胱可上升至脐水平(Talley & O'connor, 2006)。

膀胱触诊顺序

- 用右手,从脐部开始触诊,向耻骨上区移动,直到到达膀胱边缘。
- 特征性的是不可能确认膀胱底部的位置,同时由于尿潴留时尿量过多,导致膀胱底部会有触痛(或不适感),叩诊不清。
- 在女性中,增大的子宫增有时会被误认为是膀胱;可能需要行影像学检查。

腹部叩诊

叩诊通常是将左手的中指牢牢地紧贴皮肤,然后用右手的中指在每个位置连续叩诊2次。务必通过弯曲手腕来进行叩诊。叩诊空腔脏器,如肠道,产生清音;在实质器官或积液上叩诊产生浊音(Urbano & Fedorowski,2000)。

肝

在正常的腹部,不可能触到肝脏的下缘。叩诊肝脏产生浊音。

肝叩诊顺序

- 从右髂区到右肋下缘叩诊肝脏下缘(图 5.6)。
- 如果在腹部检测到肝脏的下缘(叩诊时呈浊音),则进行叩诊来确定肝上缘的位置(以区分肝脏是否因呼吸系统疾病而扩大或下移):从右锁骨中线到右肋下缘进行叩诊。肝脏上缘通常位于第五肋间。

脾

在正常的腹部,不可能叩诊脾脏的下缘。叩诊脾脏会出现浊音。

脾叩诊顺序

从右髂区到左肋下缘叩诊脾脏下缘(图 5.7)。

腹水

腹水的定义是腹腔内液体量增加。在腹胀的情况下,确保腹水不被忽视是很重要的。

检测轻度至中度腹水的方法:移动性浊音

- 叩诊从中线到左侧,直到叩诊音从鼓音变为浊音。
- 让患者右转(朝向检查者),等待 30 秒,让积液重新分布。
- 叩诊;由于流体的重新分布,左侧的叩诊音由浊音变为鼓音。
- 叩诊从腹侧向中线进行;在中线时叩诊音变为浊音。如果浊音发生变化,则腹水检测呈阳性(浊音变化)。

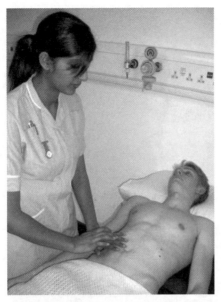

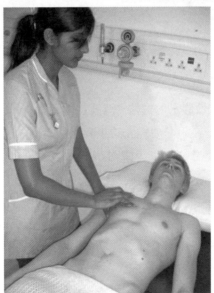

图 5.6 腹部叩诊：肝脏

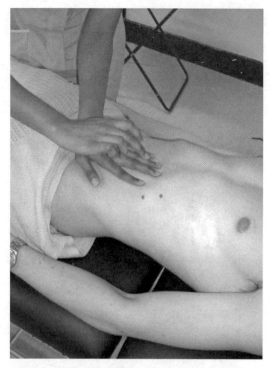

图 5.7 腹部叩诊：脾脏

检测大量腹水的方法：液波震颤

· 切记在手术前优先给患者行此检查。

· 嘱患者将一只手掌（尺侧缘）放在腹部。这样做的目的是防止脂肪的运动，这可能会让人感到震颤感（Douglas et al., 2005）。

· 将左手贴在患者的左侧腹壁，叩击另一侧的腹部。由于液体的波动而感到震颤感。

腹部的听诊

使用膜型听诊器，应听诊腹部是否有肠鸣音，并排除任何血管杂音。

听诊肠鸣音和血管杂音的顺序

- 将听诊器置于腹部(听诊器置于何处无关紧要),听肠鸣音(专栏5.3)至少1分钟。
- 将听诊器置于脐上方,以检查腹主动脉杂音。
- 将听诊器置于脐两侧边2cm处,检查是否有肾杂音。

专栏5.3 肠鸣音的类型

- 正常:每10~20秒有一次气过水声。
- 肠鸣音:活跃。
- 亢进和金属音:肠梗阻。
- 减弱:麻痹性肠梗阻。

腹股沟和疝口的检查

腹股沟和疝口的检查是腹部检查的一个重要部分,特别是对于腹股沟疝和其他腹股沟肿胀的患者。这是人体一个非常敏感的部位,在检查这一部位时要特别轻柔。

腹股沟体表解剖

了解腹股沟的体表解剖结构是很重要的。耻骨联合,耻骨结节和髂前上棘是很重要的骨性标志。腹股沟韧带位于髂前上棘和耻骨结节之间。腹股沟管是一种管状结构,位于腹股沟韧带内侧的正上方,由两个开口组成:深环和浅环。深环位于髂前上棘与耻骨结节之间的中点;这就是腹股沟韧带的中点。浅环位于耻骨结节的上方和内侧。腹股沟中点位于髂前上棘和耻骨联合之间的中点(Lumley,2002)。

检查腹股沟和疝口的程序

- 请患者站起来,充分暴露腹股沟和外生殖器。
- 在观察腹股沟的同时,请患者发出强烈的咳嗽;如果有明显的咳嗽冲动(即咳嗽时出现肿胀),将手放在肿胀处,检查是否有明显的咳嗽带来的波动感。
- 评估与腹股沟韧带和耻骨结节相关的腹股沟肿胀。腹股沟疝的差异见表5.1。
- 请患者试着尽量减轻疝气。
- 如果疝是可减轻的,将手指放在深环上,检查疝是否被这种压力控制的还是咳嗽时再次出现。
- 继续检查腹股沟剩余部分和外生殖器。

表5.1 腹股沟疝临床检查的差异

	腹股沟疝的类型		
	腹股沟斜疝	腹股沟直疝	股 疝
起源	腹股沟韧带上方	腹股沟韧带上方	腹股沟韧带下
与耻骨结节的关系	在上方	在上方	在下方
阴囊延长	延伸到阴囊	很少延伸到阴囊	绝不会延伸入阴囊
可还原性	可以	可以	很少可还原
咳嗽冲动	出现	出现	很少出现
由深环压力控制	是	否	否

如果腹股沟肿胀不表现为腹股沟疝，则可能出现腹股沟肿胀的其他情况，考虑以下情况的可能性：

- 腹股沟淋巴结肿大
- 隐静脉曲张
- 异位睾丸
- 腰大肌脓肿
- 脂肪瘤

（Browse et al.，2005）

泌尿生殖系统疾病症状

泌尿生殖系统疾病的症状包括：
- 排尿困难/尿急
- 血尿
- 尿频
- 夜尿增多
- 尿失禁
- 月经周期紊乱
- 性功能障碍
- 尿道或阴道分泌物

（来源：Gleadle，2004；Ford et al.，2005）

男性和女性生殖器检查

这是人体非常敏感的部位，在评估这一部位时必须非常轻柔，并确保有陪伴人员在场。记住戴手套也很重要。

检查男性外生殖器的程序

- 要么让患者保持站立姿势（在评估腹股沟后），要么让他平躺在沙发上。

- 检查患者阴毛分布、阴囊、腹股沟褶皱和阴茎有无皮疹、肿胀或感染。
- 分别触诊每个阴囊,查看阴囊皮肤是否肿胀。
- 用示指和拇指依次触诊每个睾丸,比较两个睾丸的大小。
- 触诊两侧的附睾和精索。如果可以触诊到阴囊内肿物的上方,那就不是腹股沟疝。
- 用电筒透照阴囊肿胀,以确定其性质;囊状结构会发光。

女性外生殖器检查顺序

由于阴道检查具有私密性,阴道检查应在知情同意下由训练有素的人员进行,并应在检查过程中有一名女伴在场。

- 患者仰卧,髋、膝屈曲,大腿分开,或左侧卧位。
- 在检查前,确保有足够的照明,并戴上手套。
- 用左手示指和中指分开大阴唇,检查阴蒂、尿道、阴道及阴道壁有无异常。
- 要求患者咳嗽和(或)用力向下:注意是否发生阴道壁脱垂或尿失禁。

阴道检查

告知患者你要将两根手指插入她的阴道,以触诊子宫。

- 将润滑凝胶涂在右手示指和中指上,检查手指应轻柔缓慢地插入阴道。

- 用指尖触诊子宫颈。
- 将检查手指置于阴道前穹窿处,用左手按压患者的小腹。试着用两只手去触诊子宫;检查尺寸、形状、活动度和压痛。
- 收回手指时(轻柔缓慢地)告知患者。
- 用纸巾擦去患者身上的润滑凝胶。

直肠指诊

检查前向患者解释并征得其同意。重要的是要提前让患者知道检查可能会不舒服,但如果操作得当,很少会感到疼痛。预备必要的物品:一副未消毒的手套,润滑凝胶和纸巾,以便按程序进行清洁。

检查程序

- 确保在整个检查过程中有足够的照明。
- 患者左侧卧位,膝盖靠胸,臀部位于检查床边缘;暴露臀部。
- 戴上手套,分开臀部。
- 检查会阴、肛门和肛周是否有皮赘、肛裂、肛瘘、肛门疣和外痔。
- 在右手示指上涂上一些润滑凝胶,用手指按压肛门边缘,并将戴着手套的手指轻轻推进直肠,开始触诊。
- 转动手腕触诊直肠的前、后和外侧部分。
- 在前面,触诊男性的前列腺和女性的子宫颈。
- 在取出手指之前,请患者"挤压"手指以检查肛门张力(Douglas et al. ,2005)。

121

- 检查结束时，观察戴手套的手指是否有血、黏液或脓液、黑便和大便颜色。
- 清洁患者会阴，帮助患者穿衣。

结论

消化系统的检查应遵循系统的方法：视诊、触诊、叩诊和听诊。本章介绍了消化系统病史、消化系统外周检查、腹部检查和腹股沟检查。本章概述了男性和女性生殖器的检查以及直肠的指诊。

参考文献

Browse N，Black J，Burnand K，Thomas W（2005）*Browse's Introduction to the Symptoms and Signs of Surgical Diseases*，4th edn. Hodder Education，London.

cox N，Roper T（2005）*Clinical Skills: oxford core Text*. Oxfor University Press，Oxford.

Douglas G，Nicol F，Robertson C（2005）*MacLeod's Clinical Examination*，11th edn. Elsevier，Edinburgh.

Ford M，Hennessey I，Japp A（2005）*Introduction to Clinical Examination*. Elsevier，Oxford.

Gleadle J（2004）*History and Examination at a Glance*. Blackwel Publishing，Oxford.

Lumley J（2002）*Surface Anatomy: the Anatomical Basis of Clinical Examination*，3rd edn. Churchill Livingstone，Edinburgh.

Marcovitch H（2005）*Black's Medical Dictionary*，41st edn. A & C Black，London.

Talley N，O'Connor S（2006）*Clinical Examination: a Systematic Guide to Physical Diagnosis*，5th edn. Elsevier，Edinburgh.

Thomas J，Monaghan T （2007） *Oxford Handbook of Clinical Examination and Practical Skills*. Oxford University Press，Oxford.

Urbano F，Fedorowski J （2000） Review of clinical signs：medical percussion. *Hospital Physician* **9**：31 - 36.

第6章 神经系统检查
Gareth Walters

简介

尽管神经系统的检查让一些从业者感到恐惧,但它实际上是最容易进行的检查之一,而且还有额外的好处,即所有诱发的症状都非常明显(Cox & Roper,2005)。检查应包括对意识水平的评估,以及对颅神经、四肢和小脑的检查。如同检查其他系统一样,有条理的方法是至关重要的。

本章的目标是提供对神经系统检查的理解。

学习目标

学完本章,读者将能够:

☐ 列出神经系统疾病的症状。

☐ 描述对意识水平的评估。

☐ 概述颅神经的检查。

☐ 讨论下肢的检查。

☐ 讨论上肢的检查。

☐ 概述小脑的检查。

神经系统疾病症状

神经系统疾病的症状包括:

- 头痛
- 昏厥
- 黑蒙
- 昏倒
- 跌倒
- 虚弱
- 站立不稳
- 震颤
- 视觉、听力和感觉障碍

（来源：Gleadle，2004；Ford et al.，2005）

意识水平的评估

意识水平是指患者对周围环境的意识，以及他们对某些刺激的反应性，如疼痛或言语命令。意识水平改变的原因包括脑干受压或损伤、颅内疾病和弥漫性脑功能障碍。

对意识水平的评估在各种临床情况下都是有用的，包括：

- 试图确定一个患者是否病情严重。
- 确定是否有气道保护力下降的风险。
- 评估患者病情的改善情况。
- 评估对治疗的反应。
- 评估危重病患者的预后。
- 确定全身麻醉或镇静治疗后的恢复程度。

患者可以根据意识水平进行分类，以及两种最常用的评分系统是格拉斯哥昏迷量表和 AVPU 量表。

格拉斯哥昏迷量表

格拉斯哥昏迷量表(GCS)是一个 15 分的量表,由珍妮特和蒂斯代尔(1974)提出。对意识水平的评估涉及三个方面的反应评分:睁眼反应、语言反应和运动反应(专栏6.1)。用于头部损伤患者严重程度的初步评估和预测并发

专栏 6.1 格拉斯哥昏迷评分(GCS)

得分(共 15 分)。

睁眼反应(E):

- 自动睁眼   4
- 呼唤睁眼   3
- 刺痛睁眼   2
- 不能睁眼   1

言语反应(V):

- 言语有条理   5
- 言语错乱   4
- 只能说出不恰当的词语   3
- 只能发出难以理解的词语   2
- 不能发音   1

最佳运动反应(M):

- 遵嘱动作   6
- 定位疼痛   5
- 刺痛躲避(回缩)   4
- 刺痛屈曲(去皮质)   3
- 刺痛强直(去大脑)   2
- 无反应   1

[改编自美国国家临床优化研究所(NICE),2007]

症的指标。它可以准确地预测病情的恶化，现在已被广泛使用在对意识水平的评估中。美国国家临床最佳实践研究中心（NICE）的颅脑损伤指南（NICE，2007）建议，所有颅脑损伤患者在到达医院时都应进行 GCS 评分。GCS 评分低于 15 分的患者应立即由训练有素的工作人员进行评估。

GCS 评分为 9 分被定义为昏迷（NICE，2007），并表明需要保护患者的气道免受误吸或窒息。在头部损伤中，GCS 评分为 14 分意味着轻度头部损伤；9～13 分为中度损伤，小于 9 分为重度损伤。

评估"睁眼反应"

- 自我介绍，并问患者"你能听到我说话吗?"或者"睁开你的眼睛!"如果患者的眼睛睁开，则按照"自发睁眼"打 4 分。

  如果患者只在被问话时睁开眼睛，则提示患者"对言语有反应"。

- 如果对言语没有反应，通过施加疼痛刺激来评估对疼痛的反应，例如按眶上嵴或挤压小指（图 6.1）。

- 根据 GCS（专栏 6.1），评分"睁眼反应"。

评估最佳的"语言反应"

- 通过交谈和提问来评估患者的语言反应。确定患者是有定向注意力的还是定向混乱。可能有必要评估疼痛刺激后患者的言语反应。

- 根据 GCS（专栏 6.1）获得最好的"语言反应"评估。

评估最佳的"运动反应"

- 观察患者上肢是否存在有目的的自发运动（脊髓反射可引起下肢无目的的自发运动）。

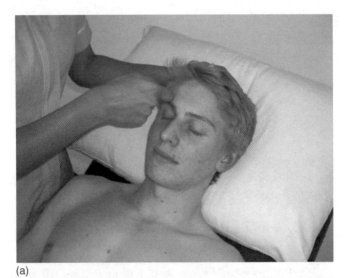

(a)

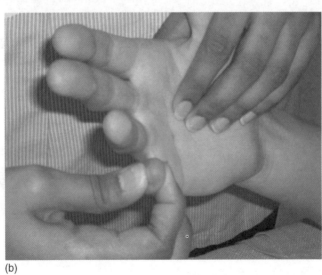

(b)

图 6.1 施加疼痛刺激：压迫眶上嵴（a）和挤压小指（b）

- 如果没有自发的运动,让患者"捏捏我的手指",并注意患者是否有反应。

- 同样,如果没有自发的运动,则给予疼痛刺激,请仔细查看这些类别。如果患者向疼痛刺激移动,这代表患者可以定位疼痛;如果患者离开,这代表躲避疼痛。随着意识水平的恶化,运动功能恶化,患者表现出异常屈曲(去皮质状态——双侧上肢屈肌收缩)或异常背伸(去大脑状态——双侧上肢和下肢伸肌收缩)。

- 注意密切监测 GCS 评分,以及呼吸频率、瞳孔大小和反应、体温、血压和心率,包括任何同步的变化。

还应注意身体虚弱(一侧或肢体不能活动)。

AVPU 量表

AVPU 量表(表 6.1)是快速有效评估危重症患者意识水平的推荐工具(英国复苏委员会,2006)。它被纳入了许多针对危重症患者的"早期预警评分"系统中,因为它是一个比 GCS 更简单的工具。它不适合进行长期的神经系统观察。Mackay 等(2000)发现"对声音有反应"相当于与 GCS 得分为 13 分,而"对声音有反应"和"对疼痛有反应"之间的等级相当于 GCS 得分为 9 分。

表 6.1 AVPU 量表(来源:英国复苏委员会,2006)

得 分	基 本 原 理
警觉	完全是清醒的(虽然不一定是可以定向的)和自发的运动

得 分	基 本 原 理
对语言刺激有反应(声音)	在与患者交谈时,患者会做出反应,这可能是三个组成部分中的任何一个:眼睛、声音或运动
对痛觉刺激有反应疼痛	当使用疼痛刺激时,患者会在三部分测量中的任何一种中做出反应
对任何刺激无反应	也被视为"无意识";对声音或疼痛没有眼睛、声音或运动反应

颅神经的检查

主要是检查 12 对脑神经(I~XII)。异常体征往往十分明显,与常规有显著偏差。这有助于了解常见的颅神经缺损。

每个项目有许多不同,但是一个简单的常规检查,可以很容易地重复进行,并且使用最少的设备(例如一个瞳孔笔),这种做法是更好的和实用的。常规检查是对颅神经问题的筛查;如果发现了问题,还可以进行进一步的检查。

在接受检查之前,重要的是要坐在患者相同的眼睛水平的对面,并观察任何明显的面部表情异常。如果可以,请患者戴上他们的眼镜。

嗅觉神经检查(I)

· 通过让患者闻一闻来检查两个鼻孔的通畅程度;嗅觉丧失通常是由鼻部疾病引起的(Ford et al., 2005)。

- 询问患者的气味是否有任何变化。
- 让患者闭上眼睛,识别一种常见的气味,如橙皮;这是很微妙的,可以区别有关嗅觉的问题。

视神经检查(II)

视觉灵敏度

- 分别测试每只眼睛的视力。
- 让患者用手遮住一只眼睛;展示你的手,询问举起了几个手指(图 6.2)。
- 如果患者看不见手指,说明视力很差,然后询问是否可以看到手或手电筒。
- 一旦两只眼睛都经过测试,就能辨别出它们之间的视力差异。

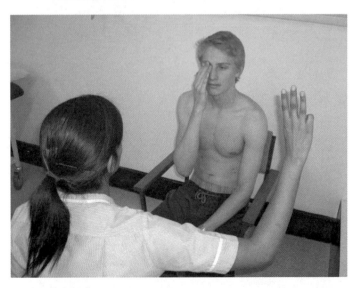

图 6.2 视力测试要求患者用手捂住一只眼睛;展示你的手,询问举起了几个指头

- 如果需要测量视力,则使用 Snellen 图(图 6.3);如果色觉需要测试,则使用 Ishihara 板。
- 检查瞳孔(II,传入;III,传出),并确定瞳孔大小、对光反射和调节能力。
- 让患者直视前方,在正常光线下观察瞳孔大小;正常、收缩或扩张就足够了,尽管许多神经系统观察图标出了瞳孔大小的尺寸为 1~5。

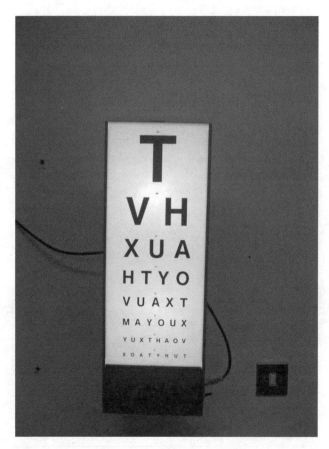

图 6.3 Snellen 图:视力的正式测量工具

视野

- 面对患者坐着,1 米远;眼睛和患者的眼睛处于大致相同水平;保持眼神接触。

- 你用左手遮住左眼,请患者用右手遮住右眼。

- 请患者直接看你的鼻子,说出什么时候可以看到你的手指;你的右手在你和患者之间等距,把两根手指对角线对准中线。可以判断患者是否在你的周围视野中同时看到手指,检查四个象限(图 6.4),并对另一只眼睛重复上述步骤。

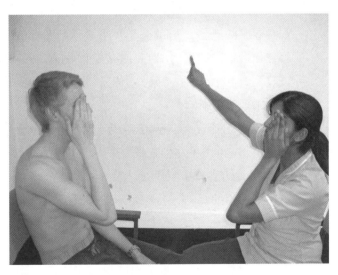

图 6.4 测试视野:测试四个象限

动眼神经、滑车神经和外展神经的检查(第 III、第 IV、第 VI 对脑神经)

瞳孔反射

- 在黑暗的房间里,将手电筒从瞳孔的一侧移动到患者面部,观察瞳孔大小的变化。当直接照射(直接对光反射)时,瞳孔应收缩。注意不要照射另一只眼睛,但要注意对侧瞳孔是否也有收缩(间接对光反射)。对另一只眼睛重复这个动作。视神经或动眼神经的损伤会产生直接和间接对光反射的消失。

- 检测双侧瞳孔的反射情况。
- 将手指放置在距离患者至少1米的地方,并让患者注意手指。
- 当患者的手指在鼻子前20厘米的范围内移动时,让患者眼神跟随手指的移动。
- 观察双眼瞳孔调节度的变化。当从远处图像重新聚焦到近距离图像时,两只眼睛应该收敛,瞳孔应该收缩。传出(动眼神经)或传入(视神经)神经损伤会出现收缩缺陷。
- 使用红色帽针(或红色神经尖端)观察中央视野缺陷。重复这个过程,但在视觉中心通道周围移动物体,而不是在整个周围区域(患者需要能够识别出物体是红色的)。将物体直接放在眼睛的前面,询问患者是否能看到它,如果能,它的颜色是什么。然后继续检查中央区域,提醒患者说针是消失还是不再出现红色;这是为了检测视觉丧失的中央暗点——红色是中央视觉丧失的第一个组成部分。

动眼

- 评估眼球运动。直接坐在患者面前,举起一根示指。询问患者手指是否可以看到,如果可以,是否出现"复视":休息时出现复视会提示眼外肌有问题。

- 如果没有复视,要求患者保持头部静止,眼睛跟随手指移动;

  如果出现视力模糊,再次提示由于眼球运动引起的细微的眼外肌问题。

- 确保患者的眼睛可以同步进行远端的凝视,并寻找是否有运动缺失。确保所有眼外肌都进行了检查(图 6.5)。还要在横向注视的末端处观察是否有眼球震颤(眼球抽搐)。

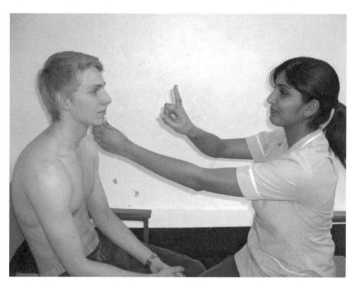

图 6.5 检查所有的眼外肌

三叉神经和面神经的检查(第 V、第 VII 对脑神经)

感觉功能(第 V 对脑神经)

- 评估角膜反射(通常是第一个消失的三叉神经功能)。

- 卷起一张棉片或纸巾,请患者向左转。

- 在提醒患者可能不舒服后,用纸巾触碰患者摸眼睛表面,可能会使患者眨眼(图 6.6)。

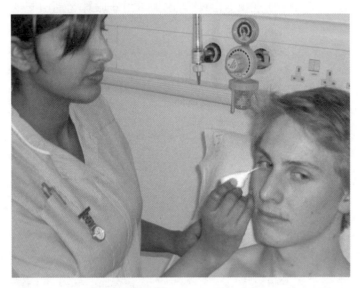

图 6.6 用纸巾激发角膜反射

- 在另一只眼睛里重复这个操作。
- 评估三叉神经分支的感觉:在要求患者闭上眼睛后,用一缕棉絮轻轻触摸两侧的上眼睑、上颌和下颌骨分支并询问患者否能感觉到。

运动功能(Ⅴ)

- 请患者咬紧牙齿,感受到两侧颧骨下方的咬肌的力量——咬肌从脸颊的颧弓延伸出来到下颌骨,咬肌对咀嚼来说很重要,通过关闭下巴来实现咀嚼(Marcovitch,2005)。
- 请患者在试图闭嘴的同时尽量保持嘴巴张开——这可以测试颈阔肌。观察两边的差异。

- 进行下颌反射检查(图 6.7)。

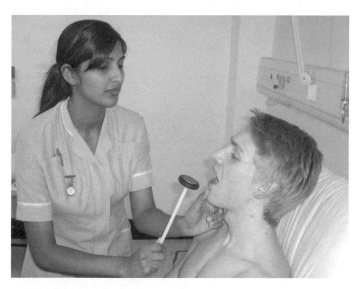

图 6.7 检查下颌反射

面神经(第Ⅶ对脑神经)运动功能

- 注意是否有面瘫,例如前额皱纹减少,嘴角下垂。
- 通过要求患者吹出脸颊(吹口哨)、闭上眼睛、皱眉、扬起眉毛、做鬼脸、露出牙齿来评估面部肌肉的力量;用手指,检查每个动作的肌肉力量,并比较两侧。

前庭神经检查(第Ⅷ对脑神经)

- 测试每只耳朵的听力(只测试神经的听觉部分)。
- 用手放在患者的耳朵上,以避免噪声污染。
- 另一只手在患者耳朵旁边摩擦手指,问患者是否能听到;或者低声说一个简短的句子或一个数字,请患者大声重复。

137

- 另一只耳朵重复上述检查。
- 询问患者哪一侧的声音最大，或者两者是否相同。
- 如果听力受损，请使用耳镜检查每个外耳通道和鼓膜(图 6.8)。
- 如果耳朵之间有任何差异，请执行音叉测试。

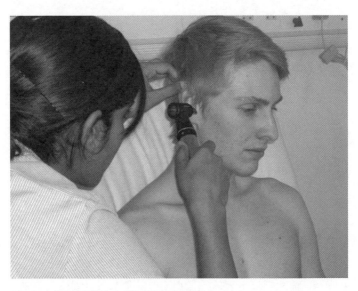

图 6.8 使用耳镜检查外耳通道和鼓膜

Rinne 试验

在 Rinne 试验中，空气和骨骼传导测试使用一个 128 Hz 的音叉。在正常的耳朵中，空气传导应该比通过颅骨的骨传导更响亮。

- 将一个振动的音叉放在患耳旁，询问患者是否能听到其声音(图 6.9a)。
- 然后将振动音叉的下端放在耳朵后的乳突上(图 6.9b)，询问骨传导音量是否比空气传导音量更大。

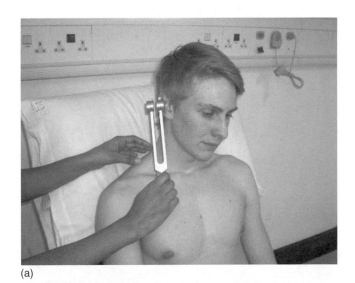

(a)

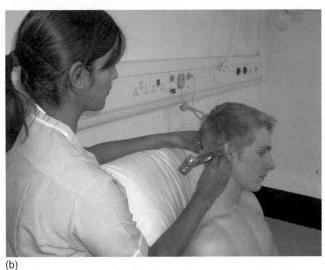

(b)

图 6.9 Rinne 试验：在受影响的耳朵旁边放置一个振动音叉，询问患者是否能听到(a)；然后将振动音叉的下端放在耳朵后面的乳突(b)上，询问骨传导音量是否比空气传导音量更大

如果骨传导音量更大；这表明是传导性耳聋，这是由于中耳疾病引起，如中耳炎。在神经性耳聋（即第Ⅴ对脑神经疾病）中，空气和骨传导都将是安静的，但空气传导仍然应该比骨传导更响亮。

Weber 试验

- 将振动音叉的底座放在前额中部，询问患者是在头部中央还是在头部一侧听到声音。在传导性耳聋中，声音偏向患侧（骨传导的结果），而在神经性耳聋中，声音在健侧更大，这证实了 Rinne 试验的结果。

检查舌咽神经（第 Ⅸ 对脑神经）和迷走神经（第 Ⅹ 对脑神经）

- 请患者说"啊"。
- 使用电筒观察软腭、悬雍垂和咽后部的运动（图 6.10）。

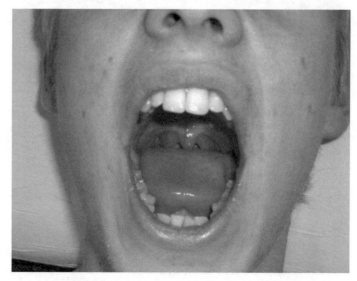

图 6.10 观察软腭、悬雍垂和咽后部的运动

检查副神经(第 XI 对脑神经)

- 检查颈部的斜方肌和胸锁乳突肌。
- 要求患者耸肩以抵抗阻力(检查者的手)。
- 下压肩部,测试斜方肌的力量。
- 手压住患者左脸颊,要求患者将头转向左边,抵抗这个动作,感受对侧胸大肌的力量。在另一侧重复上述动作。

检查舌下神经(第 XII 对脑神经)

- 患者请患者张开嘴,注意舌头两侧是否有萎缩或运动受限等下运动神经元病变。
- 请患者伸出舌头,注意是否偏向一侧(表明该侧无力)。
- 请患者将舌头推向左侧脸颊,同时使用手指施加阻力,在另一侧脸颊重复该动作:评估舌肌运动的力量和对称性(Ford et al., 2005)。

下肢体格检查

诊断注意事项

对下肢进行神经学检查时,主要诊断注意事项如下:

- 患者是否有上运动神经元或下运动神经元的体征,这些体征是双侧(截瘫)还是单侧(偏瘫)?
- 患者是否有同侧手臂受累的单侧瘫痪(偏瘫),并伴有相应的感觉丧失(通常由中风或占位病变引起)?
- 是否有感觉缺失而无运动受累?

上、下运动神经元病变的运动功能障碍比较见表 6.2。

表 6.2 上、下运动神经元病变运动功能障碍的比较

上运动神经元病变	下运动神经元病变
肌张力增加（痉挛）	肌张力降低（松弛）
肌阵挛（间歇性的肌肉放松和收缩）	肌力下降
肌力下降	反射：减弱或消失
反射亢进	向下的足部反射
足底伸肌反应	病理性消瘦（有时）
肌肉萎缩（废用性）	肌束震颤

设备

需要以下工具：

- 叩诊锤
- 橙木棒
- 棉签
- 神经针
- 音叉（128 Hz）

一般事项

- 询问患者身体是否有疼痛。
- 请患者躺在 45°的检查床上。
- 将患者腰部以下部分暴露出来，只穿着内衣。

步态评估

- 如果可以，请患者站起来；注意患者是否有共济失调（协调性丧失），其原因包括小脑疾病导致运动协

调能力丧失(小脑性共济失调)和后柱关节位置感
觉或足部本体感觉丧失(感觉性共济失调)。

- 如果患者有共济失调,进行 Romberg 试验,要求患
  者合并双脚,双臂向前伸直,闭上眼睛(靠近患者以
  防止跌倒)。如果患者在闭上眼睛时变得更加不稳
  定(Romberg 试验呈阳性),则是感觉性共济失调,
  而非小脑疾病。

- 接下来,观察患者的步态。请患者向你走 10 步,停
  下来,转过身,走回起点。寻找典型的神经步态(表
  6.3)或任何启动运动或转身的困难。如果患者身
  体不稳,请站在患者身边以防患者摔倒。

表 6.3 经典步态

原　因	特　征
帕金森症	慌张步态(快速和生硬的脚步,好像是在往前要摔倒,向前走追逐自己的重力中心)。 摇摆不定,难以起步、转身运动障碍(运动缓慢)和手臂摆动不良。 膝盖和臀部弯曲的弯腰姿态。
踏步步态(高步)	患有足下垂的患者脚不能背屈,因此膝盖必须高高抬起,以避免脚趾被刮伤,脚掌"拍"在地上。 足下垂是由腓总神经麻痹引起的。
感觉性共济失调(跨阈步态)	双脚缺乏本体感觉,使患者站立不稳(共济失调),依赖视觉注意将每只脚"放在"或"踩在"地上。 步态宽大,共济失调,双侧踩踏,患者不能从脚跟到脚趾行走,Romberg 试验呈阳性,睁眼时步态可以正常。

原 因	特 征
小脑性共济失调	由小脑疾病导致的运动协调能力丧失而引起的抽搐不稳(共济失调)。 步态宽大,睁眼时共济失调。 双手伸向两侧,试图保持稳定,经常有颤抖。 无法从脚跟到脚趾地行走,患者倒向一侧。
蹒跚步态(肌病)	双侧下肢肌病会导致典型的摇摆步态,就像鸭子一样。 脚离开地面时骨盆下降,脚趾先于脚跟触地,躯干侧向移动。
偏瘫步态(脚拖地)	单侧痉挛腿"僵硬和轻微"伸展(陈旧性中风引起的上运动神经元病变)。 患者行走时不能弯曲膝盖,随后用患肢做半环形运动时,脚趾在地板上拖行。 同侧上肢痉挛(保持屈曲而非伸展)。
剪刀步态	痉挛性瘫痪(双侧上运动神经元病变)导致剪刀步态。膝关节和臀部略微弯曲,以代偿。 当膝盖相互刮擦时,有一个僵硬的剪刀样动作。 也被描述为"在泥泞中跋涉"。

- 要求患者重复上述动作,但走时要求从脚跟走到脚趾,就像在一根紧绷的绳子上行走一样;如果患者有共济失调,则不可能完成(警察要求醉酒司机走直线)。

- 要求患者重复上述动作,但要用脚后跟行走;如果患者有 L5 病变和足部下垂,则不能完成。

- 要求患者重复上述动作,但要"脚尖"走路;如果患者有 S1 病变,则不能完成。

检查肌肉

- 注意有无肌肉萎缩;肌肉体积的减少由上运动神经元病变的长期废用性萎缩或下运动神经元病变的萎缩引起。
- 注意有无肌束颤动(细小的肌肉抽动):在休息时随机发生,在自主运动时停止,提示有下运动神经元病变(Ford et al.,2005)。

检查肌张力

- 请患者将腿放松,在床上伸直,将腿向内和外转动以检查张力。
- 腿从膝盖下突然向上抽动:腿的张力增加后,膝盖处不会弯曲,而是抬到空中。
- 检查髌阵挛(髌阵挛是肌肉在突然拉伸后持续有节律地收缩,是上运动神经元病变张力过大的一个标志):用拇指和示指夹住患者的髌骨,急速向下拉;如果存在髌阵挛,将引起股四头肌有节律地收缩。
- 检查踝阵挛:稍微弯曲膝盖,然后进行持续但快速的脚背屈伸;如果出现踝阵挛,表明有上运动神经元病变。

肌力检查

- 测试主要肌肉群的力量。通常要求患者自己用最大的力量(这有助于评估肌肉力量对抗腿部重力的能力,也有助于评估患者肌肉对抗医生的力量,从而将肌力分级)。

- 请患者在不弯曲膝盖的情况下将腿抬离床面(L2,L3 - 髋关节屈曲),通过向下按压大腿并要求患者抵抗该力量来测试肌力(图 6.11)。

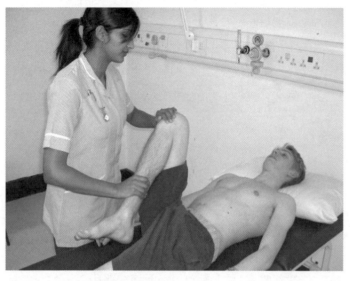

图 6.11 评估屈髋的力量

- 检查膝关节屈曲能力:要求患者弯曲膝关节,将脚跟提起(L5,S1 - 膝关节屈曲);让患者阻止你将其腿伸直。然后,在膝关节仍然弯曲的情况下,检查膝关节伸展能力:将脚跟拉出并尝试伸直腿。让患者将你的手推开(L3,L4 - 膝关节伸展肌)。
- 检查踝关节跖屈:要求患者用脚推压你的手——像踩下汽车油门一样(S1,S2 - 踝关节平面屈曲)(图6.13a)。
- 测试踝关节背屈:要求患者将脚向上翘起,抵住你

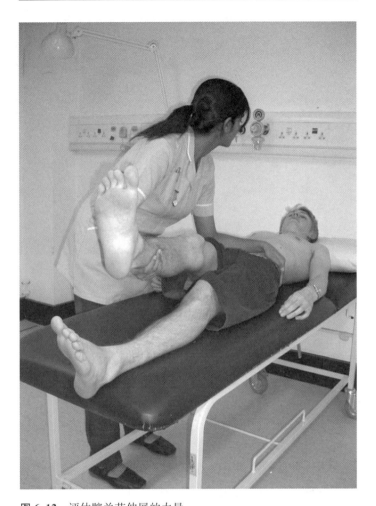

图 6.12 评估髋关节伸展的力量

的手(L4,L5 -踝关节外展)(图 6.13b)。

检查共济运动

- 当手沿着右腿胫骨向下运行时,要求患者将左脚跟放在右膝下;重复另一侧。

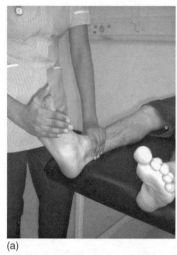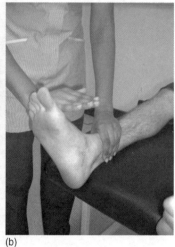

(a)   (b)

图 6.13 评估踝关节跖屈(a)和背屈(b)的力量

- 寻找运动不协调;异常可能是由腿部无力引起的,
  也可能意味着小脑问题,即应进行小脑检查。

检查脊髓反射

    叩诊锤可以用来引起脊髓反射。如果不能引起反射,
加强反射,例如,要求患者咬牙,在提示患者的情况下,再试
一次。脊髓反射包括以下内容。

    膝反射(L2,L3,L4 肌群)

- 将一只手臂放在患者的膝盖下,握住腓肠肌,膝盖
  略微弯曲。
- 嘱患者放松。
- 用惯用手的叩诊锤敲击髌骨下方的韧带(而不是髌
  骨本身)2~3 次(图 6.14)。反射可分为正常、增强
  (反射亢进)、减弱(反射不足)或无反射。

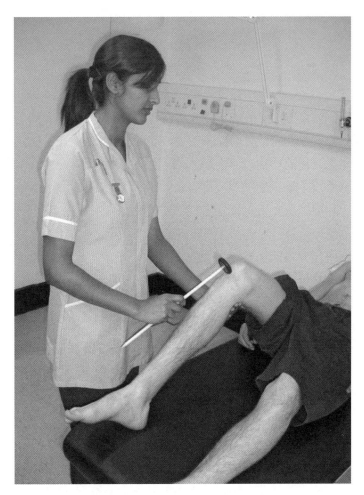

图 6.14 评估膝跳反射

踝反射(S1,S2)

· 踝关节外展,膝关节微屈,髋关节外旋。

巴宾斯基反射(足底反射)

· 使用棉签,将棉签的尖端从脚跟划向足底的外侧, 然后绕到大脚趾下面,正常的反应是向下的足底反射。如果有上运动神经元病变,可以观察到巴宾斯基反射阳性,也称为外展足反射。

感觉检查

需要对不同的感觉方式进行检查,因为并非所有的感觉方式都在同一时间受到影响。轻触觉、振动觉和本体感觉是脊柱的功能,而疼痛觉和温度觉是脊髓丘脑的功能。从 L2 到 S2 的每个节段都需要检测(图 6.15),重要的是要记住周围神经病变通常呈"手套(手臂)和长袜(腿)"分布,如糖尿病神经病变。这导致每条腿上的感觉水平不一定符合阶段分布,而且两侧可能不一样。

轻触觉

- 向患者演示轻触感觉试验:用棉絮轻轻点在胸骨上,询问是否能感觉到。
- 对 L2 至 S2 的每个体表节段行检查(图 6.15)。
- 询问患者的感觉是否与胸部的感觉相同;注意任何不同的地方。

振动觉

- 使用 128 Hz 音叉行振动觉检查。
- 向患者演示振动觉检查:用你的前臂或手(而不是患者的)敲击音叉,并将圆端放在胸骨上,检查患者是否能感觉到振动。如果能感觉到振动,则继续进行检查。
- 重新振动音叉,放在大脚趾末端(图 6.16):如果患者能感觉到它在振动(而不仅仅是轻触),询问这种感觉何时停止(主动停止音叉的振动,检查患者是否注意到)。

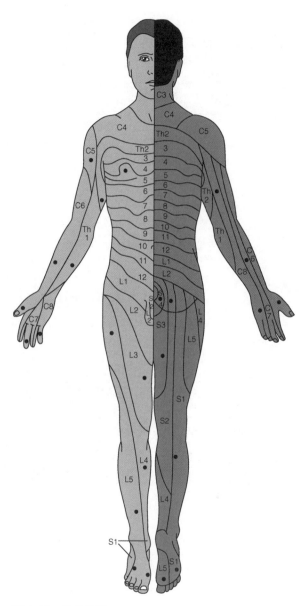

图 6. 15 体表节段

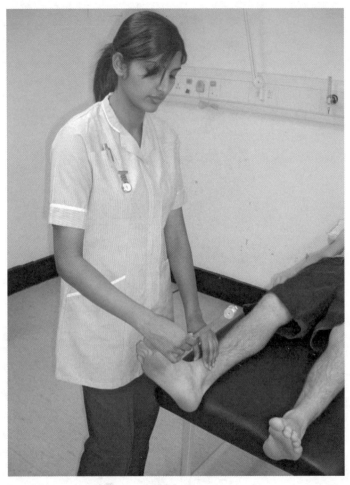

图 6.16 检查振动感

- 如果患者在大脚趾上感觉不到振动,则在更近的骨性标志上重复检查。首先是第一跖趾关节,然后是踝关节(如有必要)。最后是膝关节的髌骨。
- 记录患者第一次感觉到振动的位置。

本体感觉

- 在大脚趾的指间关节上检查关节位置觉（本体感觉）。

- 请患者闭上眼睛。

- 将左手的拇指和示指放在脚趾两侧的关节近端，右手的拇指和示指放在关节远端，以此来固定大脚趾远端关节。注意不要握住脚趾的背侧或跖侧，因为这可能会向患者表明正在施加压力的位置。

- 将脚趾远端向上弯曲，然后向下弯曲；告诉患者正在做什么，并询问是否可以感觉到（如果答案是肯定的，进一步进行脚趾的随机上下运动，并要求患者确认大脚趾何时以及以何种方式移动；这将有助于确保测试的准确性）。

- 如果患者大脚趾的关节位置感受损，则检查一个更近的关节（踝关节；如果必要的话，膝关节）。

痛觉

- 使用神经针，在患者的胸骨上进行痛觉检查。

- 在测试每个皮区时，询问患者是否感觉到针尖，疼痛感觉是否改变，或者疼痛是否完全停止。

上肢检查

诊断注意事项

在对上肢进行神经学检查时，主要的诊断注意事项如下：

- 患者是否有上运动神经元或下运动神经元的体征？

- 这些症状是双侧的（截瘫）还是单侧的（偏瘫）？

- 是否有感觉丧失而无运动受累？

- 患者是否有桡神经、尺神经或正中神经麻痹（这些也是周围神经病变）？

设备

- 叩诊锤
- 棉签
- 一张纸
- 神经针
- 音叉（128 Hz）

肌肉检查

- 观察上肢有无肌肉萎缩（由上运动神经元病变的长期废用性萎缩或下运动神经元病变所致）；注意手的哪些部位萎缩：大鱼际肌和（或）小鱼际肌萎缩。
- 观察是否有肌束颤动（下运动神经元病变时肌肉群的细微抽动）。
- 旋前肌偏移测试（上运动神经元无力的敏感征象）：旋前（前臂交叉并手掌朝下）和旋后（转动前臂和手，使手掌朝上）之间的肌肉张力的差异导致受影响的手臂在闭眼时旋前；请患者闭眼，将手臂伸直，手掌向上。观察闭眼时手臂旋前。
- 寻找帕金森病的静止性震颤；在协调性检查中，姿势性和意向性震颤会很明显。

张力评估

- 请患者放松，手臂"松弛"。
- 反复被动弯曲和伸展手腕；然后做手特定的圆周运

动,观察帕金森病的齿轮征（僵硬及静止性震颤）。

- 通过肘部和肩部屈曲和伸展时重复<u>上述</u>动作。

力量评估

- 检测肩膀的力量。

- 请患者向前坐,双臂伸向两侧,肩膀外展与身体呈90°,肘部完全弯曲（可能需要进行演示）。

- 在一只伸展手臂的肘部施加向下的压力；要求患者抵抗（检测 C5 -肩外展）（外展 ＝ 远离中线运动）。

- 在一只伸展的手臂上从肘下向上施加压力；要求患者抵抗（测试 C6 -肩内收）（内收 ＝ 向中线移动）

- 对另一只伸展的手臂重复上述动作。

- 检测肘部力量。

- 要求患者向前伸直手臂,肘部弯曲；请患者握紧拳头——"拳击防守"。

- 尝试伸直手臂；要求患者抵抗（测试 C5,C6 -肘部屈曲）。

- 然后请患者尽力伸直手臂,同时检查者尝试阻止（测试 C7,C8 -肘部伸展）。

- 测试手腕和手的力量。肌节与正中神经、尺神经和桡神经的周围神经功能重叠,它们具有相同的神经根。因此,等于检查了正中神经、尺神经和桡神经功能。

- 要求患者握拳并将手腕向后翘起；尽力将手腕向下弯曲；要求患者对抗（测试 C6,C7 和桡神经-手腕伸展）。

- 请患者伸直手指；检查者尝试将手指向下弯曲；要求患者对抗（测试 C7,C8 和桡神经-手指伸展）。

- 伸两个手指让患者挤压(测试 C7,C8 -手指屈曲),这可以评估整体手部功能以及患者是否可以承担日常生活行为。
- 请患者将手指张开;检查者努力将它们合拢;要求患者对抗(测试 T1 -尺神经)。
- 请患者在手指之间夹住一张纸;尽力将纸从手指中拉出;要求患者对抗(测试 T1 -尺神经)。
- 进行特定的正中神经测试;请患者拇指和小指对指。努力将它们分开;请患者对抗(测试正中神经对抗拇指-拇指对掌肌)。

协调性评估

指鼻试验

在患者面前举一根手指,保持不动。

- 要求患者反复触自己的鼻尖,然后触摸你的手指(不要太快);观察是否有震颤和不协调。

脊髓反射的评估

叩诊锤可用于诱发脊髓反射。如果无法诱发反射,请患者加强反射,例如要求患者在测试时咬紧牙齿。鼓励患者坚持并再次尝试。应评估以下脊髓反射。

肱二头肌反射 (C5,C6)

- 将患者的手臂放在下胸部,肘部屈曲约90°;确保肌肉放松。
- 将拇指放在患者肱二头肌肌腱上,并用叩诊锤叩击拇指(叩击拇指有助于增强反应并避免对患者造成疼痛)(图 6.17)。

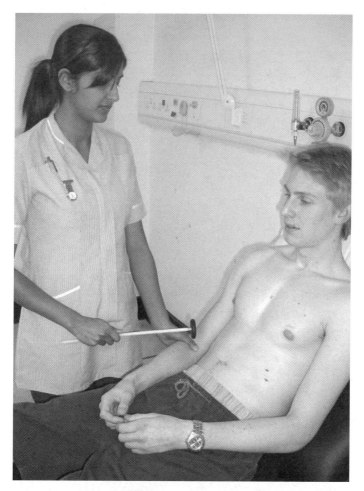

图 6.17 评估肱二头肌反射

- 观察肱二头肌收缩或肘部屈曲。

肱三头肌反射 (C7, C8)

- 保持上述位置,但拇指置于肱三头肌肌腱上。

- 用叩诊锤敲击拇指。

- 观察肘部伸展或肱三头肌收缩。

- 一些医生更喜欢直接叩击肌腱（图 6.18）。

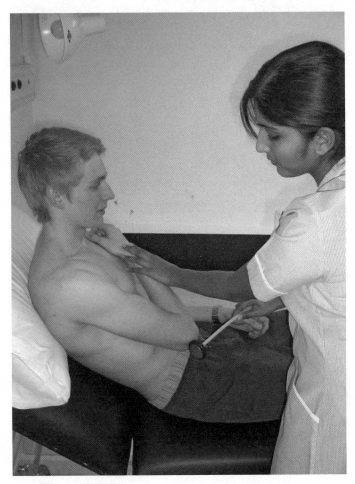

图 6.18 评估肱三头肌反射

旋后肌 (C5,C6,C7)

- 保持上述位置。

- 在手腕定位肱桡肌腱；如果无法定位,将两根手指
  垂直置于手腕,位置接近表带附近：这与肌腱的位

置相关。

· 用叩诊锤叩击手指。

· 观察腕部内收或肱桡肌收缩。

感觉评估

需要检查不同的感觉形式，因为并非所有感觉都同时受到影响。浅触觉、振动觉和本体感觉是背髓功能，而痛觉和温度觉是脊髓丘脑功能。需要测试从 C5 到 T2 的每个体表节段(图 6.15)。

轻触觉

· 向患者演示轻触觉测试：使用棉絮轻触胸骨部位，并询问是否可以感觉到。

· 从 C5 到 T2 对每个体表节段进行测试 (图 6.15)。

· 询问患者感觉是否与胸部测试相同或不同；注意任何不同的区域。

振动觉

· 使用 128 Hz 音叉进行振动觉测试。

· 向患者演示振动觉测试：敲击您的前臂或手 (不是患者的) 上的音叉，并将圆形末端置于患者胸骨部位，检查患者是否能感觉到振动；如果感觉到振动，请继续进行测试。

· 重新激活音叉并放置在示指末端：如果患者可以感觉到它在振动 (而不仅仅是浅触觉)，询问感觉何时停止 (主动停止音叉的振动并测试患者是否能注意到)。

· 如果患者无法感觉到示指的振动，请在更近端的骨性标志上重复测试：首先是示指掌指关节，然后是腕关节（如果需要的话），最后是肘部。

- 记录患者首先感知振动的位置。

本体感觉

- 测试示指上关节位置的感觉（本体感觉）。

- 请患者闭上眼睛。

- 分离示指的远端指间关节，定位左手拇指和示指，手指一侧在靠近关节的位置，右手的拇指和示指在关节的远端。

  注意不要握手指的背侧或跖侧，因为这可能会提示患者哪里正在施加压力。

- 向上弯曲远端指骨，然后向下弯曲；告知患者正在做什么，并询问是否可以感觉到（如果答案是肯定的，进一步进行手指的随机上下运动，并要求患者确认手指何时并以何种方式运动；这将有助于确保测试的准确性）。

- 如果患者手指的关节位置感觉受损，则隔离更近端的关节（手腕；然后如果需要的话，肘部）。

痛觉

- 使用神经尖端，演示患者胸骨区域的痛觉测试。

- 在测试每个体表节节段时，询问患者是否痛觉尖锐、疼痛感觉变化或疼痛完全停止。

小脑检查

就其本身而言，小脑检查是一项常规。检查的某些方面，例如协调，通常在检查下肢和上肢时进行。现在介绍更详细的检查，以检测运动协调。重要的是要记住，这些体征延续于小脑受影响侧（同侧），因此应始终比较两侧：双侧疾病会导致双侧体征。记住"DANISH PR"可能会有所帮助：

- 轮替障碍(Dysdiadochokinesia)：笨拙，杂乱无章的快速轮替运动；失去执行快速轮替运动的能力，例如给手表上链条（Marcovitch，2005）。
- 共济失调步态(Ataxic gait)（宽基步）。
- 眼球震颤(Nystagmus)朝向病灶一侧。
- 指鼻试验中出现意向性震颤(Intention tremor)，休息时没有。
- 口齿不清(Slurred)的讲话："断奏"或"传导性"构音障碍，即中断和生涩。
- 肌张力减退(Hypotonia)（全身肌肉张力降低）。
- 指鼻试验上的过指(Past pointing)：鼻尖越过手指。
- 闭眼时反弹(Rebound)过度。

按此顺序检查小脑是不现实的，因此建议使用以下常规流程：

- 询问患者是否有疼痛。
- 将患者暴露到腰部。
- 要求患者站起来检查步态，寻找共济失调（在"下肢体格检查"一节中进行了描述，第 139～140 页）。
- 请患者重新坐下。
- 要求患者反复将右手背部轻拍到左手手掌中（这使小脑迟钝）；然后要求患者反复翻转右手，检查是否有运动障碍。
- 要求患者将手向前伸出并闭上眼睛；向下轻拍一只

手,然后观察过渡反冲。

- 检查每个上肢的肌肉张力。
- 使用指鼻试验检测意向性震颤和过指 。
- 仅观察水平眼球震颤（不观察垂直）。
- 仅观察传导性构音障碍（不包括吞咽困难）。

高级精神功能的评估

高级的精神功能评估对于识别患有急性谵妄（急性精神错乱状态）或阿尔茨海默病（痴呆）认知功能下降的患者很重要。霍奇金森的简易智力检测评分（AMTS）（霍奇金森,1972）被广泛用于快速评估临床怀疑阿尔茨海默病的患者。它现在也被用来确定入院时急性精神错乱的诊断,并监测对治疗的反应。

AMTS需要 1 分钟来执行,并询问患者一系列问题（专栏 6.2）。每个问题正确回答得 1 分;低于 7 分表明认知功能异常（Jitapunkul et al.,1991）。对于阿尔茨海默病,需要更正式的检查来确认诊断。

专栏 6.2　简易智力检测评分(AMTS)

问题	得分
您的年龄是多少?	0 或 1
请您告诉我现在是什么时间（到最近的 1 小时)?	0 或 1
给患者一个地址,例如"西街 42 号",并要求患者 在测试结束时重复一遍。要求患者重复该地址, 以确保已正确听到该地址。	
今年是哪一年?	0 或 1
您所在的医院的名称或住所的编号是什么?	0 或 1

您能认出两个人吗（医生、护士、家政人员等）？	0或1
你的出生日期是什么？	0或1
第一次世界大战是在哪一年开始的（根据患者在童年时期知道的世界事件进行调整）？	0或1
现任的领导人（国家元首等）的名字是什么？	0或1
从20倒数到1	0或1
重复地址	0或1
得分/10	

(After Hodgkinson,1972)

（牛津大学出版社经霍奇金森许可转载，1972）

言语评估

有许多常规问题可以用来区分语言的神经系统疾病：语言障碍和构音障碍。语言障碍是用来描述理解语言和自我表达困难的术语，通常见于卒中或其他脑损伤后（Marcovitch，2005）。语言障碍的分类见表6.4。构音障碍是当讲话肌肉无力或不协调时阻碍单词清晰发音使用的术语；患者的声音可能听起来含糊不清或虚弱（Marcovitch，2005）。

表6.4 失语的分类

类 型	特 征	区 域
感觉性失语症	流利，难以理解的术语 没有洞察力 听觉理解障碍	韦尼克区 额叶主导

类 型	特 征	区 域
运动性失语症	正常理解 洞察力－不清晰 词语使用困难 缺乏流利度	布罗卡区 顶叶主导
完全性失语症	感觉性和运动性失语	提示整个大脑中动脉区域主导

构音障碍的原因列在专栏 6.3。

专栏 6.3 构音障碍的原因

- 非特异性原因,例如,甲状腺功能减退、意识混乱。

- 延髓语音(鼻音,口齿不清的辅音)来自延髓颅下运动神经元。

- 来自延髓上运动神经元的假性延髓语音(高调"唐老鸭")。

- 小脑(不连贯,传导性)。

- 耳聋(鼻)。

- 口面部运动障碍:难以做出说话所需的语音嘴型。见于自闭症和额叶痴呆。

失语症评估

- 鼓励患者说话。要求他们说出自己的名字,他们的住所,早餐吃什么,孙子的名字等。

- 尽量识别感觉性或运动性失语:如果理解力受损,则存在感觉性失语,但是,如果理解力良好,则没有感觉性失语。

- 为了测试理解能力,请执行一些简单的命令(没有手势),例如"请伸出舌头""请闭上您的眼睛"或"请触摸您的鼻子"。继续观察运动性失语:请患者说出几个物体,例如,一支笔、一块手表或一个杯子,观察是否有词语使用困难。

构音障碍检测

- 通过要求患者重复一些困难的短语来更仔细地检查构音障碍:"小河马""西登记街"和"宪法"。

结论

在本章对神经系统的检查进行了描述。讨论了一种系统的方法,包括意识水平的评估、颅神经检查、四肢和小脑的检查。

参考文献

Cox N,Roper T(2005)*Clinical Skills: oxford core Text*. Oxford University Press,Oxford.

Ford M,Hennessey I,Japp A(2005)*Introduction to Clinical Examination*. Elsevier,Oxford.

Gleadle J(2004)*History and Examination at a Glance*. Blackwell Publishing,Oxford.

Hodgkinson H(1972)Evaluation of a mental test score for assessment of mental impairment in the elderly. *Age Ageing* **1**:233‑238.

Jennet B,Teasdale,G(1974)Assessment of coma and impaired consciousness. A practical scale. *Lancet* **ii**:81‑83.

Jitapunkul S,Pillay I,Ebrahim S(1991)The abbreviated mental test:its use and validity. *Age Ageing* **20**:332‑336.

Mackay C, Burke D, Burke J, Porter K, Bowden D, Gorman D (2000) Association between the assessment of conscious level using the AVPU system and the Glasgow coma scale. *Pre-hospital Immediate Care* 4: 17 - 19.

Marcovitch H (2005) *Black's Medical Dictionary*, 41st edn. A & C Black, London.

National Institute for Clinical Excellence (NICE) (2007) *Head Injury: Triage, Assessment, Investigation and Early Management of Head Injuries in Infants, Children and Adults, Clinical Guideline No. 56*. NICE, London. Available at www. nice. org. uk [accessed on 16 April 2008].

Resuscitation Council UK (2006) *Immediate Life Support Manual*, 2nd edn. Resuscitation Council UK, London.

第7章 肌肉骨骼系统的检查

Yi-Yang Ng

简介

肌肉骨骼或风湿病问题很常见,并可能导致显著的发病率。可以根据详细的病史,合理的体格检查以及适当的检查(例如 X 线)进行诊断。

肌肉骨骼系统的检查包括外观(视诊),感觉(触诊)和移动(主动和被动)方法。此外,可以对某些关节进行特殊检查,以引出进一步的临床特征,以协助诊断。上肢和下肢的神经系统评估是脊髓检查的一部分,已在第 6 章中进行了介绍。

本章作者想强调的是,膝关节、髋关节和肩关节的检查技术进行详细描述,但对手、手腕、背部、脚踝和脚的检查技术仅作了简要概述;如果需要更详细的说明,则建议参考权威的骨科教科书。

本章的目标是提供对肌肉骨骼系统检查原理的理解。

学习目标

在本章的结尾,读者将能够:

☐ 列出肌肉骨骼疾病的症状。

☐ 讨论膝关节的检查。

☐ 讨论髋关节的检查。

☐ 讨论肩关节的检查。

☐ 简要概述脚踝和脚的检查。

☐ 简要概述手腕和手的检查。

☐ 简要概述脊柱的检查。

肌肉骨骼疾病的症状

肌肉骨骼疾病的症状包括：

- 无力
- 关节僵硬
- 关节疼痛
- 关节肿胀
- 关节发热
- 活动度问题
- 功能丧失

（来源：Gleadle,2004;Ford et al.,2005）

膝关节的检查

相关解剖

膝关节由四块骨头组成：

- 髌骨
- 股骨
- 胫骨
- 腓骨

膝关节内有四根韧带（前交叉韧带、后交叉韧带、内侧副韧带和外侧副韧带），为关节提供力量和稳定性。半月板（位于膝关节内的软骨）用于保护骨头的末端防止彼此摩擦,并充当缓冲垫(Moore & Dalley,2006)。膝关节的主要运动是屈曲和伸展。

膝关节损伤

当膝盖从外侧被击中时,"恐怖三征"通常发生在接触运动中,例如足球。这将导致前交叉韧带、内侧副韧带和内侧半月板的损伤(Moore & Dalley,2006)。

膝关节检查程序

膝关节检查应该按照"视诊、触诊、活动度"的方法进行全面和系统的检查。

视诊

患者站立

- 暴露患者的膝盖和大腿。
- 从膝盖的前面、侧面和后面观察膝盖:检查膝内翻(弓形腿)、膝外翻(X 形腿)、膝反屈(膝过伸)和腘窝的异常。
- 评估患者的步态。一个肢体功能的单一序列称为步态周期。步态周期有两个基本单位:站姿阶段(当肢体接触地面)和摆动阶段(当脚悬空以推进肢体前进)。抗痛步态是指因负重疼痛而导致的特征步态,其中患侧步态的站立阶段缩短(Douglas et al.,2005)。

患者仰卧

- 比较双膝,看是否有明显的畸形、皮肤变化、瘢痕和肿胀。
- 如果怀疑股四头肌萎缩,在胫骨粗隆近端 15 cm 处测量肌肉周长；将测量值与另一侧进行比较（Douglas et al.，2005）。

- 蹲下，从各个膝关节方位检查，评估是否有固定的屈曲畸形，畸关节和床之间留一定间隙，患者不能伸展患膝即为固定屈曲畸形。

触诊

- 触诊前检查膝关节是否疼痛；如果疼痛，先检查另一侧。
- 手背沿着关节移动，检查皮肤温度（温暖的皮肤温度表明可能感染。变形或炎症）。
- 请患者将膝盖弯曲大约 30°。
- 触诊患者的内侧和外侧关节线，并沿着副韧带触诊有无压痛（图 7.1）。
- 触诊髌骨和髌骨韧带。
- 检查腘窝是否有异常肿胀，如贝克囊肿和腘窝动脉瘤。

活动度

- 评估双膝关节活动：要求患者屈膝（屈曲），伸膝（伸展）；双膝关节正常活动度为 0°（伸展）到 140°（屈曲）（Ford et al.，2005）。
- 评估双膝关节的被动运动：一只手放在患者的膝盖上，另一只手弯曲和伸展膝关节。注意活动范围及是否有捻发音。

检查膝关节积液

- 鼓包试验（用于检测轻度至中度的积液）（Douglas et al.，2005）：用一只手触摸膝盖内侧检查是否有液体。然后用另一只手沿膝关节外侧按压，检查内

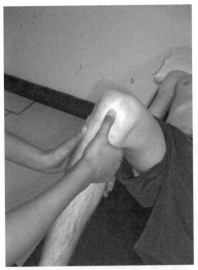

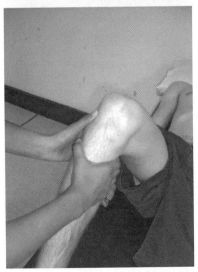

图 7.1 膝关节触诊：触诊患者内侧、
　　　　　 外侧关节,沿着副韧带触诊有
　　　　　 无压痛

侧是否有隆起。

- 浮髌试验(用于检测明显积液)(Douglas et al.，
  2005)：用一只手按压膝盖内侧检查是否有液体。
  然后，用另一只手从大腿近端到膝盖上方用力按
  压，同时用另一只手的示指和中指轻压髌骨。如果
  有液体，髌骨就会反弹。

评估副韧带的完整性

- 将膝关节屈曲约 30°。
- 评估内侧副韧带：一只手支撑膝盖外侧，另一只手
  向内侧推动靠近脚踝的小腿（图 7.2a）。活动度超
  过 5°～10°表明内侧副韧带松弛(Cox & Roper，
  2005)。
- 评估外侧副韧带：一只手支撑膝盖内侧，另一只手
  向内侧推动靠近脚踝的小腿（图 7.2b）。活动度超
  过 5°～10°表示外侧副韧带松弛(Cox & Roper，
  2005)。
- 对侧膝关节检查重复上述步骤。

评估交叉韧带的完整性

- 弯曲患者膝关节至 90°，并且坐得离患者的腿部非
  常近。
- 评估前交叉韧带：双手拇指置于关节线上，手指握住
  胫骨，将胫骨拉离患者(图 7.3a)；活动度超过 5°～10°
  表明前交叉韧带松弛(Cox & Roper，2005)。
- 评估后交叉韧带：双手拇指置于关节线上，手指握
  住胫骨，将胫骨推向患者(图 7.3b)；活动度超过
  5°～ 10°表明后交叉韧带松弛（Cox & Roper，
  2005)。

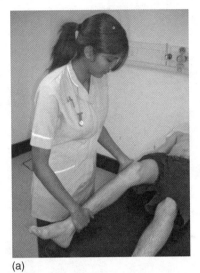

(a)

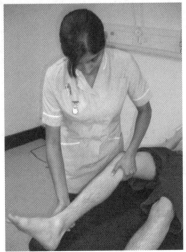

(b)

图 7.2 评估内侧副韧带（a）和外侧
副韧带（b）

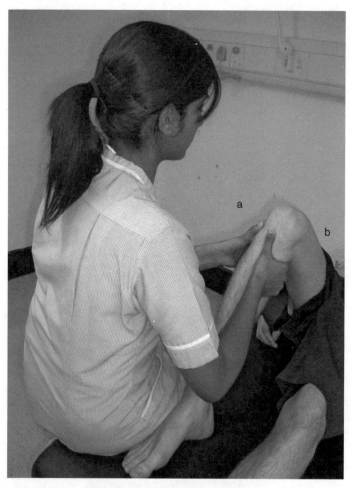

图 7.3 评估前交叉韧带(a)和后交叉韧带(b)

· 对侧膝关节检查重复上述步骤。

评估半月板的完整性

注意：如果患者有潜在的半月板疾病,此检查可能会引起患者明显的不适。

- 请患者俯卧。
- 膝关节屈曲至 90°。
- 用一只手在腘窝处稳定患者的腘绳肌腱,另一只手握住患者的脚。
- 以磨削动作扭转脚。研磨感和(或)疼痛表明半月板受损(Kesson & Atkins,2005)。
- 对侧膝关节重复上述步骤。

> 注意:所有膝关节检查都应同时进行髋关节检查,因为它们是由同一神经支配。

髋关节的检查

解剖学

髋关节是一个球窝关节,由股骨圆头和骨盆杯状髋臼的关节连接而成。股骨头表面和髋臼内部覆盖着关节软骨。关节软骨是一种坚硬、光滑的物质,它可以让关节表面相互滑动而不受损伤。髋关节是一个承重的关节,它构成了下肢骨骼与躯干和骨盆的轴向骨骼之间的主要连接。

髋关节的骨关节炎

骨关节炎,也被称为磨损性关节炎或退行性关节疾病,其特征是髋关节关节炎使关节的保护关节软骨逐渐"磨损",露出关节内的裸露骨。这种情况通常影响年龄在 50 岁以上的患者,特别是体重超重的人,以及之前遭受过髋关节创伤和关节周围骨折的人。这种情况也有家族遗传倾向。退行性关节炎的典型症状包括行走疼痛、僵硬、活动范围减少和跛行。

髋关节检查的步骤

视诊

患者站立：

- 暴露患者的下肢。
- 观察患者髋关节的前、侧、后面。
- 注意所有肿胀，畸形，瘢痕和臀肌萎缩的情况。
- 评估患者的步态。

患者仰卧：

- 用卷尺测量评估从剑突（或脐）至内踝的表观腿长和从髂前上棘到内踝的真实腿长。腿长的差异是由骨盆倾斜和真实腿长较短一侧的髋关节病变引起的。

触诊

- 触诊两侧腹股沟有无压痛。
- 触诊大转子；然后把拇指放在髂前上棘上方，示指或中指放在大转子的尖端上。如果一侧高于另一侧，高的一侧即为异常。

活动度

患者仰卧：

- 评估髋关节的活动情况。
- 要求患者将膝盖向胸部移动（屈曲）。
- 要求患者将一条直腿移离中线（外展）（图 7.4）。
- 要求患者移动一条直腿穿过中线（内收）（图 7.5）。
- 要求患者将足向外旋转（外旋）。
- 要求患者将足向内旋转（内旋）。

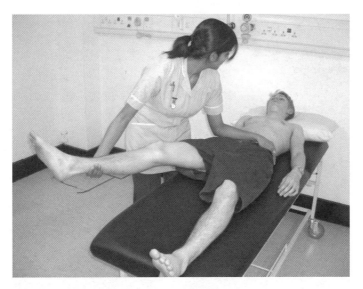

图 7.4 评估髋关节外展

- 对另一侧髋关节重复以上步骤。

患者俯卧:

- 评估髋关节的被动运动。

- 评估髋关节屈曲:将膝关节推向患者身体(屈曲);运动范围应小于 120°。

- 评估髋关节外展:将一只手臂横跨髂前上棘,稳定骨盆,另一只手臂支撑患者小腿肌肉,并将腿拉离中线;一旦骨盆开始向前移动,这表明髋外展过大;运动范围应小于 45°。

- 评估髋关节内收:骨盆稳定后,将患者的腿移离中线;运动范围应小于 30°。

- 评估髋关节内外旋转:在 90° 时屈曲髋关节和膝关节。内旋:向外侧旋转足部,从而使髋关节向内旋转(图 7.6)。外旋:向内侧旋转足部,从而将髋关

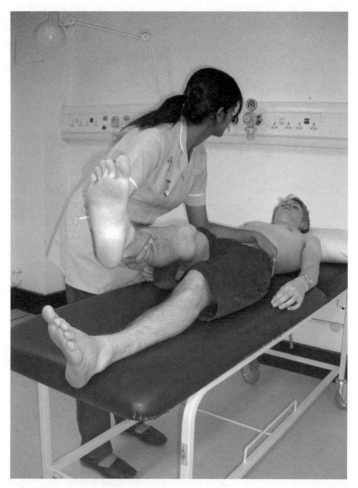

图 7.5 评估髋关节内收

　　节向外旋转（图 7.7）。两个方向的移动范围应小于 45°。

- 评估髋部的伸展：向上拉脚，将大腿抬离床面；移动范围应达到 30°。

- 检查另一侧髋关节，重复以上步骤。

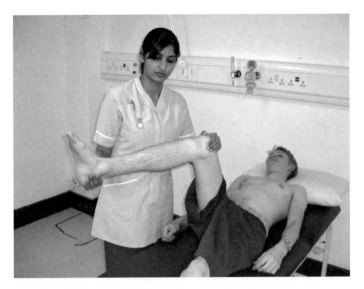

图 7.6 评估髋关节的内旋

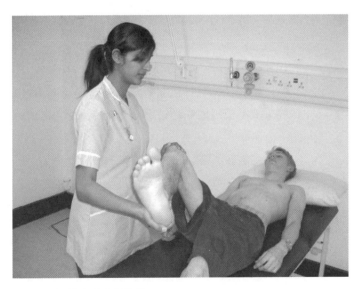

图 7.7 评估髋关节的外旋

特殊的测试

托马斯髋关节屈曲试验

托马斯髋关节屈曲试验用于说明髋关节的固定屈曲畸形（Talley & O'connor，2006）。

- 患者平卧，将一只手放在患者腰椎下方，以确保在检查过程中患者的腰椎保持平坦。
- 另一只手弯曲患者髋部，观察对侧髋部；在存在固定屈曲畸形的情况下，对侧髋关节将在此操作后屈曲。
- 检查另一侧髋关节，重复以上步骤。

Trendelenburg 试验

Trendelenburg 试验用于检查髋关节的外展功能。

- 站立时，请患者将双手放在自己的手上以获得支撑。
- 请患者单脚站立，观察骨盆，注意倾斜方向（图7.8）；正常情况下，骨盆会在被抬起的那一侧上升。在髋关节不稳定的病理情况下，骨盆可能会在抬腿的一侧下降。
- 检查另一侧髋关节，重复以上步骤。

肩关节的检查

解剖学

肩关节是一个球窝滑膜关节，位于肱骨半球头和浅盂窝之间。关节囊由周围的韧带和肩袖肌（肩胛下肌、冈上肌、冈下肌和小圆肌）加强，此处肌肉缺乏会导致习惯性向下脱位（Abrahams et al.，2005）。

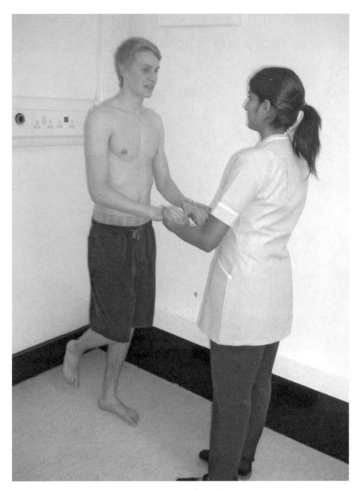

图 7.8 Trendelenburg 试验：用于检查髋关节外展功能

影响肩关节的疾病

肩关节前脱位是一种常见的损伤，通常是由于对完全外展的手臂的打击造成的。常见的脱位可能是肩关节囊和肩袖肌肉损伤造成的。肩袖退行性肌腱炎很常见，尤其是老年人。这可能导致肩外展时疼痛,偶尔限制肩部活动。当前锯肌因胸长神经损伤而瘫痪时。用手掌推墙时,受影响的肩胛骨内侧缘向外侧和向后远离胸壁,使肩胛骨看起来像一个翅膀(Moore & Dalley,2006)。

肩关节检查程序

- 请患者脱掉上半身的衣服,露出肩膀。

视诊

- 比较两侧肩关节。
- 寻找肌肉萎缩(尤其是三角肌)、瘢痕、肿胀、畸形和不对称。

触诊

- 触诊肩部(胸锁关节、锁骨、肩锁关节、肩锁突、肱骨头、喙突、肩胛骨、肱骨大结节)有无肿胀、压痛,并评估三角肌的肌肉体积。

活动度

- 评估肩部的主动运动。
- 要求患者向上移动手臂(屈曲);正常的运动范围是180°。
- 要求患者尽量向后移动手臂(伸直);正常的运动范围是65°。
- 要求患者将手臂向外侧移动,直到手指指向天花板(外展);正常的运动范围是180°。
- 从外展开始,要求患者在躯干上摆动手臂(内收);正常的移动范围是50°。
- 要求患者肘部弯曲90°,双手尽量外向转动(外旋);正常的运动范围是65°。

- 要求患者肘部弯曲 90°,双手尽量内向转动(内旋);正常的活动范围是 90°。
- 评估肩部的被动运动。
- 帮助患者移动手臂,重复上述所有动作。
- 检查是否有限制或不适,是否有骨擦音。
- 检查另一侧肩关节,重复以上步骤。

特殊的测试

测试疼痛的范围

- 患者肩部处于完全外展状态,通过 180°的弧度被动内收肩部;在肌腱套损伤中,从 120°~40°的过渡通常是疼痛的(Douglas et al.,2005)。
- 检查另一侧肩关节,重复以上步骤。

检查冈上肌腱炎

- 要求患者在对抗手臂受到按压的阻力下外展肩膀(图 7.9);在有冈上肌腱炎的情况下,该动作会引起疼痛。
- 检查另一侧肩关节,重复以上步骤。

检查脚踝和脚

- 要求患者脱下鞋子和袜子,露出脚和脚踝。比较两者。

视诊

患者取站立位:

- 观察是否有瘢痕、畸形、肿胀、弓形足和扁平足。

患者取仰卧位:

- 寻找溃疡和老茧(特别是脚底处)。

183

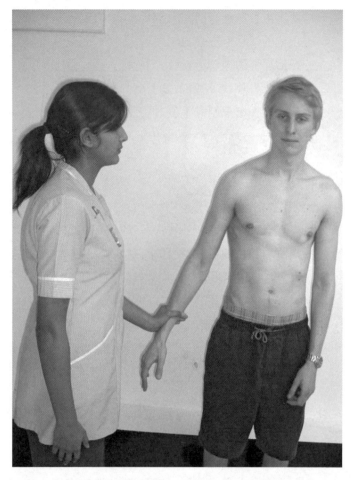

图 7.9 冈上肌腱炎测试：要求患者在对抗手臂阻力的同时外展肩膀

- 检查脚趾,注意是否有趾甲异常、拇外翻畸形(拇趾向外侧偏离固定)、爪状畸形(脚趾的弯曲固定畸形)和脚趾挤压。

触诊

- 触诊踝关节周围有无肿胀,特别是内踝和外踝

(Douglas et al. ,2005)。

- 用拇指和其余手指依次触诊第一至第五跖趾关节，检查有无压痛。
- 触诊每个指间关节。
- 另一只脚和脚踝重复上述检查。

活动度

- 评估踝关节的主动运动。
- 要求患者脚趾指向天花板(背伸)。
- 要求患者脚趾指向地面(跖屈)。
- 用一只手固定患者的脚跟，要求患者脚底转向中线(内翻)。
- 用一只手固定患者的脚跟，要求患者脚底背离中线(外翻)。
- 评估脚趾的主动运动。
- 要求患者弯曲脚趾(脚趾跖曲)。
- 要求患者伸直脚趾(脚趾背伸)。
- 要求患者脚趾呈扇形展开(脚趾外展)。
- 要求患者将脚趾合拢(脚趾内收)。
- 评估踝关节和脚趾的被动运动。
- 检查者通过活动患者的踝关节和脚趾重复以上所有动作。

特殊检查

Simmonds 试验

- 研究表明，此试验可用于诊断跟腱断裂(Kesson & Atkins,2005)。
- 要求患者跪在椅子上，双脚悬垂于椅子边缘。

- 轻轻挤压腓肠肌(小腿肌肉)(图 7.10);正常情况
  下,足会发生跖屈,而跟腱断裂时,则不会发生
  跖屈。

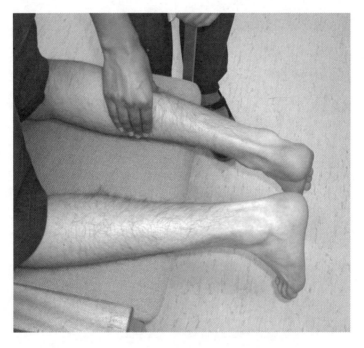

图 7.10 Simmonds 试验用于诊断跟腱断裂:要求患者跪在椅子上,
双脚悬垂于椅子边缘,轻轻挤压腓肠肌(小腿肌肉)

手腕和手的检查

- 暴露双手和前臂。
- 双侧比较。

视诊

- 观察手腕和手的背侧面以及掌侧面是否有瘢痕、畸
  形、异常的手部姿势、肿胀和肌肉萎缩。

- 观察指甲是否有异常,如指甲凹陷、甲床分离(指甲与甲床分离)和变色(Talley & O'Connor,2006)。

触诊

- 首先检查是否有触痛。
- 触诊手指腕关节、掌指关节、近指间关节、远指关节和拇指指间关节。
- 触诊各关节期间,应注意有无压痛、发热、肿胀和骨质异常。
- 触诊手掌检查是否有掌筋膜增厚,常见于 Dupuytren's 挛缩(图 7.11)。

活动度

- 评估手腕的活动,注意观察是否有活动受限、不适和活动骨擦音。

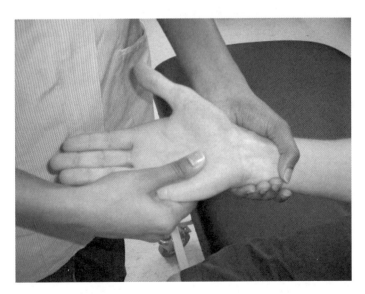

图 7.11 手掌触诊

- 请患者双手合十（背伸或前伸）；正常的运动范围可
  达 75°。
- 请患者双手反向合十（腕曲）；正常的运动范围可
  达 75°。
- 请患者手腕转向拇指方向（桡侧偏）；正常的运动范
  围可达 20°。
- 请患者手腕转向小指方向（尺侧偏）；正常的运动范
  围可达 20°。
- 评估四指的活动，注意观察是否有活动受限、不适
  和活动骨擦音。
- 请患者握拳（屈曲）并张开（背伸）。
- 请患者将四指分开（外展）。
- 请患者将四指合拢（内收）。
- 评估拇指的活动，注意观察是否有活动受限、不适
  和活动骨擦音。
- 请患者弯曲拇指（屈曲），伸直拇指（背伸）。
- 手掌面向天花板，请患者向上抬起拇指，指向天花
  板（外展），随后复位（内收）。
- 请患者用同一只手的拇指指尖触摸每一根手指的
  指尖（对掌）。
- 评估手腕和手的被动运动。
- 检查者通过活动患者的手腕、手指和拇指重复上述所有
  动作；注意观察是否有活动受限、不适和活动骨擦音。

特殊检查

扳机指

- 请患者握紧拳头后迅速松开；如果手指（或拇指）在

伸展时被锁住或卡住(肌腱鞘增厚可能会阻止手指
伸直)则提示阳性。

腕管综合征

该症的确切发生机制尚不清楚,但涉及腕管正中神经
的压迫(Kesson & Atkins,2005)。如怀疑为腕管综合征,
可行以下检查。

Tinel's 试验

· 轻扣手腕屈肌方向的腕管(图 7.12);如诱发腕管综
合征症状(桡骨侧三根半指有麻木感)则提示阳性。

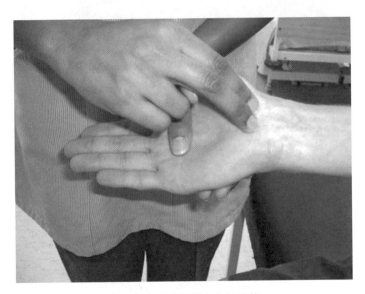

图 7. 12 Tinel's 试验:轻扣手腕屈肌方向的腕管

Phalen's 试验

· 请患者双手保持反向合十姿势(即腕屈)60 秒(图
7.13)。如诱发腕管综合征症状(桡骨侧三根半指
有麻木感)则提示阳性。

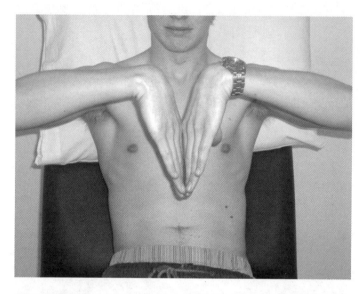

图 7.13 Phalen's 试验：请患者双手保持反向合十姿势（即屈腕）60 秒

脊柱检查

- 暴露颈椎、胸椎、腰椎。

视诊

- 检查是否有瘢痕、畸形、肿胀和异常弯曲，如驼背（胸椎过度弯曲导致上背部变圆）、脊柱前凸（腰椎过度弯曲导致腰背部凹陷）和脊柱侧凸（脊柱向一侧弯曲）。

触诊

- 用拇指从颅底开始沿脊柱触诊棘突，检查有无异常间隙和压痛（图 7.14）。
- 触诊脊柱旁的椎骨旁肌肉有无痉挛和压痛。

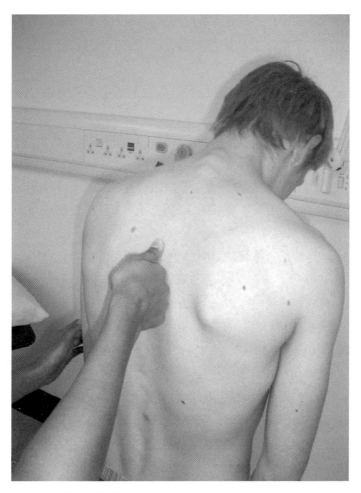

图 7. 14 触诊脊柱棘突

活动度

· 评估颈椎的活动,注意观察是否有活动受限、不适。

· 请患者向下看脚趾(俯屈)。

· 请患者抬头看天花板(仰伸)。

· 请患者依次看向两边肩膀(旋转)。

- 请患者将每只耳朵依次贴到同侧肩膀上(侧屈);为了确保患者没有耸肩,在评估这个动作时要对其双肩进行固定。
- 评估胸椎和腰椎的活动,注意观察是否有活动受限、不适。
- 请患者在不弯曲膝盖的情况下触摸脚趾(俯屈)。
- 请患者尽可能向后倾(背伸)。
- 固定骨盆,要求患者依次向两侧转动腰部(旋转)。
- 请患者依次使用左右手沿同侧大腿的外侧向下滑动(侧屈)。
- 评估颈椎、胸椎和腰椎的被动运动。
- 重复以上动作,检查者通过活动患者的颈椎、胸椎和腰椎,注意观察是否有活动受限、不适。

特殊检查

Schober's 试验

该测试用于评估脊柱屈曲(Douglas et al. ,2005)。

- 请患者取站立位并暴露背部。
- 定位并在髂后上棘水平处画一条线(腰窝),然后在这条线上面 10 cm 和下面 5 cm 处各标记一个点。将卷尺放在两点之间(图 7.15)。
- 请患者在不弯曲膝盖的情况下尽量向前弯腰。健康的人屈曲时,两个点位应至少分开 5 cm;低于此值可能表明腰椎受到病理影响,如强直性脊柱炎。

直腿抬高试验

该试验用于评估坐骨神经根受压(Kesson & Atkins,2005)。

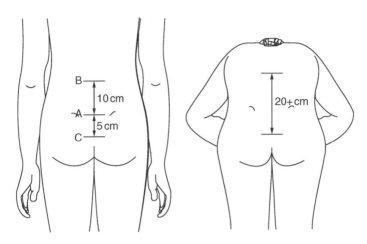

图 7.15 用于评估脊柱屈曲的 Schober's 试验

· 患者取仰卧位。

· 向上抬起患者腿,膝盖不弯曲(图 7.16);正常情况下,仰卧患者抬起一条直腿至 90°应该是无痛的。

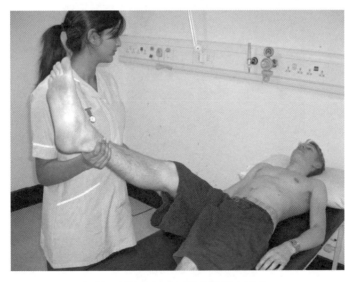

图 7.16 用于评估坐骨神经根受压的直腿抬高试验

当坐骨神经根受压迫时患者会感到从下背部到膝盖以下的辐射性疼痛。

股神经牵拉试验（反抬腿试验）

该试验用于评估股神经根受压（Kesson & Atkins,2005）。

· 患者取俯卧位。

· 膝关节屈曲 90°,上提小腿,或极度屈曲膝关节（图7.17）;在股神经根受压的情况下,患者会感到从大腿前到膝盖的疼痛。

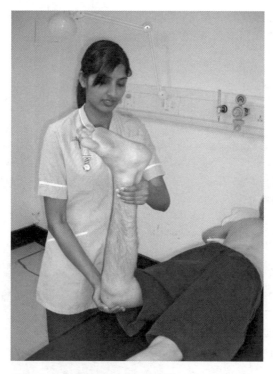

图 7. 17 患者取俯卧位,膝关节屈曲 90°,上提小腿,或极度屈曲膝关节,检查股神经根是否受压

小结

肌肉骨骼系统及风湿病的诊断可通过详细的病史采集、完善的体格检查以及适当的辅助检查（如 X 线检查）做出。肌肉骨骼系统的检查包括看（视诊）、触（触诊）和运动（主动运动和被动运动）三种方法。在某些情况下，可以对某些关节进行特殊检查，以进一步引出更多临床特征从而协助诊断。本章概述了肌肉骨骼系统的检查原则。

参考文献

Abrahams PH，Craven JL，Lumley JSP（2005）*Illustrated Clinical Anatomy*. Hodder Arnold，London.

Cox NLT，Roper TA（2005）*Clinical Skills: Oxford Core Text*. Oxford University Press，Oxford.

Douglas G，Nicol F，Robertson C（2005）*MacLeod's Clinical Examination*，11th edn. Elsevier，Edinburgh.

Ford M，Hennessey I，Japp A（2005）*Introduction to Clinical Examination*. Elsevier，Oxford.

Gleadle J（2004）*History and Examination at a Glance*. Blackwell Publishing，Oxford.

Kesson M，Atkins E（2005）*Orthopaedic Medicine: a Practical Approach*，2nd edn. Elsevier，Edinburgh.

Moore KL，Dalley AF（2006）*Clinically Oriented Anatomy*，5th edn. Lippincott Williams & Wilkins，Philadelphia，PA.

Talley NJ，O'Connor S（2006）*Clinical Examination: a Systematic Guide to Physical Diagnosis*，5th edn. Elsevier，Edinburgh.

第8章 | 危重患者的评估

简介

本书所述的临床检查方法不适用于危重患者。在可能危及生命的情况下,必须按照指南推荐的 ABCDE 方法(英国复苏委员会,2006 年)迅速评估者,并检查出所有的不良生命体征,例如应迅速发现心动过速、呼吸频率增加以及低血压,及时进行有效治疗;经上述处理,可一定程度预防呼吸心跳骤停的发生(Adam & Osborne, 2005)。

本章旨在阐明危重患者的评估思路。

学习目标

在本章结束时,读者应能够:

☐ 明确什么是 ABCDE 方法。
☐ 明确如何初步处理患者。
☐ 描述如何评估气道情况。
☐ 描述如何评估患者呼吸。
☐ 明确如何评估患者循环。
☐ 描述如何评估伤残。
☐ 明确暴露史的重要性。

ABCDE 方法

ABCDE 方法可用于危重患者的评估和治疗。该方法

的原则如下:①

- 采用基于气道、呼吸、循环、伤残和暴露（ABCDE）的系统方法对危重患者进行评估和治疗。
- 首先应进行完整的初步评估;定期重新评估。总是先处理危及生命的问题,然后再进行后续的评估。
- 注意要不断地评估治疗和(或)其他干预措施的效果。
- 确认哪些情况需要额外的援助;尽早请求并充分利用多学科团队的所有成员。这将确保评估、监测、静脉注射等工作能够同时进行。
- 确保有效的沟通。尽早寻求帮助。

（英国复苏委员会,2006 年）

ABCDE 方法可供所有医疗保健从业人员使用,无论他们在临床评估和治疗方面的培训、经验和专业知识如何:临床技能和知识更多的是用于决定哪些方面需要评估（英国复苏委员会,2006 年）。

"初步干预的根本目的应该被视为一种'保持措施',更多的是为了保持患者的生命,并带来一些临床获益,从而能开始有针对性的治疗"（英国复苏委员会,2006 年）。

初步处理患者

确保接近患者时是安全的:检查周围环境并排除可能发生的危险。还应采取措施尽量减少交叉感染的风险（专栏 8.1）。

---

① 本章基于"危重患者评估"章节,该章节首次出现在 Jevon & Ewens (2007)的《危重患者监测》中。目前已对其进行了修订和更新。

专栏8.1 尽量减少交叉感染

应尽量减少交叉感染,据统计,每年有5 000人的死因与医院获得性感染(Hospital-acquired infection,HAI)直接相关,15 000人的死因与HAI间接相关(Plowman等,1997)。HAI的主要途径是经手传播(Casewell & Phillip,1977;Elliott,1992;Bursey et al.,2001)。手卫生是防止交叉感染最有效的措施[Larsen,1999;Bissett 2003;National Institute for Clinical Excellence(NICE),2003],(Voss&Widmer,1997)。

NICE(2003)发布了手卫生的相关准则:

- 每次与患者直接接触或任何可能导致手污染的操作或护理后,必须尽快手消毒。
- 手部有肉眼可见的污渍或接触污渍或病原菌后,必须用皂液和流动的清水洗手。
- 可用含酒精的消毒液进行手消,但接触不同的患者或者同一患者的不同部位时应手消。
- 在常规手消毒之前,应去除腕部和手部的首饰。伤口和皮肤擦伤等破损处必须覆盖防水敷料。指甲应剪短、干净、不涂指甲油。
- 洗手分三步:准备、清洗和冲洗、擦干。在使用皂液或抗菌洗手液之前,需要在温水下润湿双手,洗手液需涂满手的每一个区域,双手用力揉搓至少10~15秒,应特别注意指尖、拇指和手指之间的区域,洗手后应用纸巾擦干。
- 使用手部消毒液之前,应确保手干净,手部消毒液必须接触到手的每一个区域,双手揉搓直至干燥,应特别注意指尖、拇指和手指之间的区域。

- 平时可使用护手霜以免皮肤因频繁洗手而干燥。如接触肥皂、抗菌洗手液或酒精产品引起皮肤刺激，可至皮肤科就诊。

  消毒剂（如洗必泰）的使用也是必要的（Bursey et al.，2001），应该在感染暴发期间、无菌操作之前及手被体液污染时使用这类消毒剂（Kerr，1998），此外接触容易感染的患者（如免疫缺陷患者、ICU 患者和新生儿）也应使用皮肤表面消毒剂（Horton&Parker，1997）。

  接触血液和体液时应采取保护性措施

  血液传播是人类免疫缺陷病毒（HIV）和乙型肝炎病毒传播的重要途径之一（Jevon，2002）。接触血液、精液、阴道分泌物和脑脊液、关节积液、胸水、腹水、心包液、羊水以及任何含有血液的体液应采取保护性措施——戴上一次性手套（Centers for Disease Control，1988）。

  锐器伤

  锐器伤应引起重视，因为医务人员可能因针刺伤而感染艾滋病毒和乙型肝炎病毒（Marcus，1988）。

问患者一个简单的问题

问患者一个简单的问题。比如"你感觉怎样?"，患者有无反应都能提供重要的信息。正常的语言反应表明患者气道通畅，有呼吸和脑灌注;

如果患者仅能讲短句，则可能存在重度呼吸窘迫;反应下降、反应不当或无反应则表明病情危重（英国复苏委员会，2006）。

注意：如果患者意识丧失，请立即寻求同事的帮助。

患者的一般情况

注意患者的一般情况（舒适还是痛苦、安心还是焦虑）和皮肤颜色。

监测生命体征

尽可能进行生命体征监测，如指脉氧、心电图（ECG）和无创血压（英国复苏委员会，2006）。

气道评估（Airway）

如果患者能够说话，则气道通畅；在完全性气道梗阻时，口或鼻没有呼吸音；在部分阻塞时，空气进入减少，常出现喘鸣音。通过简单的视诊、听诊和触诊可以判断气道是否阻塞。

视诊

气道梗阻会导致胸腹矛盾运动（"反常"呼吸）以及动用辅助呼吸肌。中心性发绀是气道梗阻的晚期体征。

听诊

特定的呼吸音有助于确定气道阻塞的位置（Smith，2003）：

- 气过水声：嘴里有液体或上呼吸道阻塞。
- 鼾声：部分舌头阻塞咽喉部。
- 犬吠声：喉痉挛。
- 吸气性喘鸣："蛙鸣样呼吸"表示上呼吸道部分阻塞，如异物阻塞、喉头水肿。

- 呼气性喘鸣：空气通过狭窄的支气管和细支气管形成湍流所致，呼气时更明显；主要见于哮喘和慢性阻塞性气道疾病。

触诊

将脸或手放在患者的嘴巴前面，确定是否有气体流动。

气道梗阻的原因

- 舌头：这是半昏迷或昏迷患者气道梗阻最常见的原因；支撑舌头的肌肉放松导致舌后坠阻塞咽部。
- 呕吐物，血以及分泌物。
- 异物。
- 组织水肿：如过敏反应、创伤和感染。
- 喉水肿：如喉部烧伤、炎症、过敏。
- 喉痉挛：如异物、气道刺激、气道中有分泌物/血。
- 支气管阻塞：如误吸、分泌物阻塞、肺水肿或支气管痉挛。

（来源：Smith，2003；Gwinnutt，2006）

气道梗阻的治疗

气道梗阻属于急症，应立即寻求有经验的医师协助；若不及时处理会导致动脉氧分压降低，并可能导致脑、肾和心脏缺血缺氧损伤、心脏骤停甚至死亡（英国复苏委员会，2006）。

一旦发现气道梗阻，应及时处理。简单的处理方法有吸痰、侧卧位或放置口咽通气道，适当吸氧。

第 4 章详细概述了患者的气道评估。

呼吸功能的评估（Breathing）

相似方法也可以用于呼吸功能评估（视诊、听诊、触诊），发现呼吸窘迫或通气不足（Smith，2003）。

视诊

看呼吸窘迫的一般症状：呼吸急促、出汗、中心性发绀、动用辅助呼吸肌、腹式呼吸（英国复苏委员会，2006）。

计数呼吸频率。呼吸频率是评估呼吸功能最有用的指标（Smith，2003）。成人的正常呼吸频率约为 12～20 次/分（英国复苏委员会，2006）。呼吸急促通常是呼吸窘迫的早期体征之一（Smith，2003）。如果呼吸频率过快或不断增快，表明患者处于疾病状态并可能突然恶化（英国复苏委员会，2006）。

呼吸减慢亦是一个不好的迹象，可能的原因包括药物（阿片类药物）、疲劳、低温、头部损伤和中枢神经系统抑制。呼吸窘迫患者的突然呼吸过缓可能很快就会出现呼吸停止。

呼吸深度的评估。确定两侧的胸部运动是否对称。胸部单侧运动提示单侧疾病，如气胸、肺炎或胸腔积液（Smith，2003）。Kussmaul 呼吸（空气饥渴）提示代谢性酸中毒（如酮症酸中毒和慢性肾功能衰竭）刺激呼吸中枢而导致深快呼吸。

呼吸节律。潮式呼吸，又称陈-施呼吸，呼吸逐步减弱以致停止和呼吸逐渐增强两者交替出现，多见于脑干缺血、颅脑损伤和严重的左心室衰竭（改变了呼吸中枢对二氧化碳的敏感性)(Ford et al. ,2005)。

关注胸部畸形。胸部畸形通常会增加患者呼吸功能恶化的风险(英国复苏委员会,2006)。如果患者有胸腔引流管,检查是否引流通畅。腹内压增高可能会限制膈肌运动,从而加重呼吸窘迫。

记录患者的吸入氧浓度(%)和氧饱和度(SaO_2)(正常值97%～100%)。注意:脉搏血氧计不能检测到高碳酸血症,如果患者正在接受氧疗,血氧饱和度可能正常而 $PaCO_2$ 可能非常高(英国复苏委员会,2006)。

听诊

紧贴患者听呼吸音。正常呼吸音轻柔,"呼噜"声提示气道有分泌物,通常因患者无法充分咳嗽或无法深呼吸造成(Smith,2003)。喘鸣音提示气道部分阻塞(见上文)。

听诊胸部:应评估呼吸深度和两侧呼吸音是否对称。应注意正常呼吸音以外的声音,如爆裂音、喘鸣或胸膜摩擦音。支气管呼吸音提示肺实变;呼吸音消失或减弱提示气胸或胸腔积液(Smith,2003)。

触诊

肺部叩诊。不同肺部叩诊音:

- 清音:正常肺。
- 实音:肝、脾、心脏、肺实变/肺泡塌陷。
- 浊音:胸腔积液/胸膜增厚。
- 过清音:气胸、肺气肿。
- 鼓音:胃泡区或肺内空洞。(来源:Ford et al. ,2005)

检查气管的位置。将示指指尖放入胸骨上切迹,在气管的两侧滑动,确定气管是否偏向一侧(Fordetal et al.,2005),气管偏向一侧提示纵隔移位(如气胸、肺纤维化或胸腔积液)。

触诊胸壁以检查是否有手术所致的皮下气肿或捻发感(提示气胸)(Smith,2003)。

呼吸效果、呼吸功及通气充分

- 呼吸效果可通过呼吸音、胸部运动、脉搏血氧仪、动脉血气分析和二氧化碳测定仪来评估。
- 呼吸做功可以通过呼吸频率和是否动用辅助呼吸肌(如颈部和腹部肌肉)来评估。
- 通气的充分性可通过心率、皮肤颜色和精神状态来评估。

呼吸功能障碍的原因

- 呼吸系统疾病,如哮喘、慢性阻塞性肺疾病、肺炎。
- 肺病理状态,如气胸。
- 肺栓塞。
- 肺水肿。
- 中枢神经系统抑制。
- 药物导致的呼吸抑制。

呼吸功能障碍的治疗

如果患者呼吸困难,通常取坐位,吸氧,寻找病因。寻求有经验的人员协助,如有必要行辅助通气。在呼吸的初步评估中,有效诊断和治疗危及生命的疾病至关重要,如重症哮喘、肺水肿、张力性气胸和大量血胸(英国复苏委员会,2006)。

第4章详细概述了患者的呼吸功能评估。

循环功能评估(Circulation)

在大多数紧急情况下,如存在休克,则应优先纠正休克(Smith,2003)。除心源性休克患者外,所有心动过速、肢端冰冷的患者应静脉输液(英国复苏委员会,2006)。手术患者首先排除出血所致的失血性休克。同样地,视诊、听诊、触诊也可用于循环评估。

视诊

看手和手指的颜色。肢端冰凉和苍白是心血管功能受损的征象。

毛细管充盈时间。毛细血管充盈时间的延长(>2 s)表明外周灌注差,当然,其他因素(如环境温度低、光线差和年老)也会导致毛细血管充盈时间的延长(英国复苏委员会,2006)。

心输出量不足的其他征象:意识水平下降,少尿[尿量<0.5 mL/(kg·h)](Smith,2003)。

检查是否有外出血(通过检查伤口或引流管)或内出血。即使引流管未引流出任何东西,也可能存在明显的隐性出血(Smith,2003)。

听诊

测量患者的血压。收缩压低提示休克。然而,即使血压正常,仍然可能存在休克,因为代偿机制使得外周阻力增加,以此代偿心输出量的减少(Smith,2003)。舒张压低提示动脉血管扩张(如过敏反应或脓毒症)。脉压差(即收缩压和舒张压之间的差值,正常脉压为 35~45 mmHg)减小提示动脉血管收缩(如心源性休克或低血容量性休克)(英国复苏委员会,2006)。

心脏听诊虽然可以检查出心脏瓣膜病,但其在患者的初始评估中帮助不大(Smith,2003)。

触诊

评估患者四肢的皮肤温度是温暖还是冰凉,四肢冰凉提示外周灌注差。

触摸桡动脉及颈动脉,评估其是否搏动、频率、强度、节律和一致性(Smith,2003)。细脉提示心输出量低,洪脉提示可能存在脓毒症(英国复苏委员会,2006)。

评估静脉的情况:如低血容量时,静脉可能充盈不足或塌陷(Smith,2003)。

循环功能障碍的原因

循环功能障碍的原因包括:

- 急性冠脉综合征。
- 心律失常。
- 休克,如低血容量性休克、脓毒性休克和过敏性休克。
- 心力衰竭。
- 肺栓塞。

循环功能障碍的治疗

循环功能障碍首先需要针对病因治疗:常包括液体复

苏、控制出血和恢复组织灌注(英国复苏委员会,2006)。

急性冠脉综合征患者的治疗包括吸氧、阿司匹林300 mg、舌下含服硝酸甘油、吗啡以及再灌注治疗(英国复苏委员会,2006)。如果休克明显需要大量补液,应置入大口径套管针(12~14 号)。

第 3 章对患者的循环评估进行了详细概述。

伤残评估(Disability)

伤残评估包括中枢神经系统的评估。可使用 AVPU 评分法(表 6.1)对患者的意识水平进行快速评估(也可使用格拉斯哥昏迷量表)。意识障碍的原因包括缺氧、高碳酸血症、脑灌注不足、服用镇静药/止痛药及低血糖(英国复苏委员会,2006)。因此需要:

- 使用 ABC 法则排除低氧血症和低血压所致意识障碍,询问患者既往服药史,明确是否存在可逆的药物过量所致意识障碍。
- 床旁测血糖以排除低血糖。
- 检查瞳孔(大小、对称性及对光反射)。

(英国复苏委员会,2006)

意识水平改变的原因

意识水平改变的原因包括:

- 严重缺氧。
- 脑灌注不足。
- 药物,如镇静药、阿片类药物。
- 脑部疾病。

- 高碳酸血症。
- 低血糖。
- 酒精中毒。

意识水平改变的治疗

首先按照 ABC 法则排除或治疗低氧血症及纠正低血压(英国复苏委员会,2006)。如果怀疑是药物引起的意识障碍,且有拮抗剂,则给予拮抗剂,如纳洛酮治疗阿片类药物中毒,如葡萄糖治疗低血糖症。

第 6 章详细概述了意识水平的评估。

充分暴露(Exposure)

为了进行彻底的体格检查,确保重要细节不被忽略,需要充分暴露检查部位(Smith,2003)。对重点部位应仔细查体,如疑似过敏反应,则应该检查皮肤是否有荨麻疹。同时应保护患者隐私,避免受凉。

另外应注意:

- 完整的病史采集。
- 患者既往的病历记录、就诊史和服药史。
- 三测单:相较于一次性记录单,生命体征的变化趋势更有意义。
- 患者是否按医嘱服药。
- 查看既往心电图、实验室和影像学资料。
- 考虑患者需收住普通病房、高依赖病房还是重症监护室。
- 患者病历记录中的细节问题、治疗和对治疗的反应。

（来源：英国复苏委员会，2006）

结论

对危重患者的识别和早期处理至关重要，本章描述了评估危重症患者的 ABCDE 法则，并强调了早期寻求医疗救助的重要性。

参考文献

Adam S，Osbore S（2005）*Critical Care Nursing Science and Practice*，2nd edn. Oxford University Press，Oxford.

Bissett L（2003）Interpretation of terms used to describe hand washing activities. *Br J Nursing* **12**(9)：536 – 542.

Bursey S，Hardy C，Gregson R（2001）Handwashing. *Prof Nurse* **16**(10)：1417 – 1419.

Casewell M，Phillips 1（1977）Hands as route of transmission for Klebsiella species. *Br Med J* **2**：1315 – 1317.

Centers for Disease Control（1988）Update：universal precautions for prevention of transmission of immunodeficiency virus hepatitis virus and other blood-borne pathogens in healthcare settings. *Morb Morlal Wkly Rep* **37**：377 – 388.

Elliott P（1992）Hand washing：a process of judgement and effective decision making. *Prof Nurse* **2**：292 – 296.

Ford M，Hennessey I，Japp A（2005）*Infroduction to Clinical Examtination*. Elsevier，Oxford.

Gwinnutt C（2006）*Clinical Annesthesin*，2nd edn. Blackwell Publishing，Oxford.

Horton R，Parker L（1997）*Informed Infection Control Practice*

Churchill Livingstone, London.

Jevon P (2002) *Advanced Cardiac Life Support: A Practical Guide*. Butterworth Heinemann, Oxford.

Jevon P, Ewens B (2007) *Monitoring the Critically Ill Patient*, 2nd edn. Blackwell Publishing, Oxford.

Kerr J (1998) Handwashing. *Nurs Stand* **12**(51): 35 - 42.

Larsen E (1999) Skin hygiene and infection prevention: more of the same or different approaches? *Clin Infect Dis* **29**:1287 - 1294.

Marcus R (1988) CDC Cooperative Needlestick Surveillance Group. Surveillance of health care workers exposed to blood from patients infected with the human immunodeficiency virus. *N Engl J Med* **319**: 1118 - 1123.

National Institute for Clinical Excellence (NICE) (2003) *Infection Control: Prevention of Healthcare-Associated Infection in Primary and Commtnity Care*. NICE, London.

Plowman R, Graves N, Roberts J (1997) *Hospital Acquired Infection*. Office of Health Economics, London.

Resuscitation Council UK (2006) *Advanced Life Support*, 5th edn Resuscitation Council UK, London.

Smith G (2003) ALERT *Acule Life-Threatening Events Recognition and Treatment*, 2nd edn. University of Portsmouth Portsmouth.

Voss A, Widmer A (1997) No time for hand-washing? Handwashing vs alcohol rubs: can we afford 100% compliance? *Infect Contro Hosp Epidemiol* 18: 205 - 208.

第**9**章 | 病案记录

简介

病案记录是护理和助产学的一个重要组成部分[Nursing and Midwifery Council（NMC），2008]。记录并非可有可无，它能帮助患者获得更优质的护理（NMC，2005）。在病史询问和体格检查时，护士必须确保记录准确及记录的保存良好。

本章的目的是加深对良好记录保存的理解。

学习目标

在本章章末，读者将能够：

☐ 明白良好的病案记录的重要性。

☐ 列出了病案记录中的常见错误。

☐ 讨论良好的记录遵循的原则。

☐ 概述与病案记录相关的法律问题。

良好记录的重要性

良好的记录通过以下方面保护患者和护士的权益：①

· 实现高标准的临床护理。

---

① 本章基于《记录保存》[初稿刊登于 Monitoring the Critically Ill Patient by Jevon & Ewens（2007）]。目前已进行修订。

- 实现护理的连续性。
- 促进跨专业的医护工作者更好的沟通和理解患者的信息。
- 促进发现问题的能力，比如早期发现患者的病情变化。
- 准确记录治疗及护理计划和实施情况。

病案记录的质量也是护理实践标准的一种反映。好的病案记录反映了工作人员的专业性和熟练性。而不好的病案记录会显著扩大工作人员存在的问题。

病案记录常见的缺陷

几乎卫生服务委员会（Health service commissioner）发布的每一份报告都有明确的关于病案记录不好的案例。这些病案记录要么就限制了患者接受的治疗，要么使得医护很难为自己的工作进行辩护。

病案记录的常见缺陷如下：

- 字迹不清。
- 确认存在的问题后没有及时记录采取的措施。
- 遗漏重要信息。
- 拼写错误。
- 记录不准确。

（Dimond，2005）

写好病案记录的原则

许多因素组成了一份好的病案记录。

患者的病案记录应该：

- 真实,连续,准确的。
- 一旦有值得记录的事件发生应及时记录。
- 提供有关患者护理和健康状况的最新信息。
- 清楚地记录在案,文字不能被擦除。
- 连续且准确地注明日期、时间和签名(包括印刷签名)。
- 有任何更改和添加的日期、时间和签名时,所有原始条目应清晰可辨。
- 不能出现缩写、行话、无意义的短语,推测性语言和具有冒犯性的主观陈述。
- 复印后仍清晰可辨。
- 出现问题时及时查明,最重要的是及时采取行动纠正。
  记录患者临床检查的所有方面很重要。

最佳实践——病案记录

记录必须具有以下要素:

- 真实。
- 清晰。
- 清楚。
- 简洁。
- 准确。
- 签名。
- 时间。
- 日期。

(Drew et al. , 2000)

NMC 记录保存指南

NMC（2008）强调清晰准确记录的重要性。护士或助产士必须：

- 清晰准确地记录下所有的讨论、评估、治疗和药物，以及这些措施的效果。
- 事件发生后尽快完成记录。
- 不得以任何方式篡改原始记录。
- 确保纸质记录上的签名、日期和时间都可以准确辨认。
- 确保所有电子记录都准确标记责任护士或助产士。
- 确保所有记录都保密且安全。

与病案记录相关的法律问题

有时，在出庭前或地方一级解决投诉，卫生服务专员需要将患者的记录作为证据提交。有时，在调查与不当行为有关的投诉时，NMC 的适应实践委员可能会要求提供护理计划、日志和任何与患者护理有关的内容作为证据（NMC，2005）。

法律文件的构成往往是一个值得关注的问题。法院要求的任何文件都可能成为法律文件（Dimond，1994），例如护理记录、医疗记录、X 线片、实验室报告、监测单等任何可能与案件有关的文件。

如果文件丢失，记录者可能会被询问要求提供文件失踪的情况（Dimond，1994）。"病历不能证明其所陈述的事实的真实性，但记录者会被要求就其真实性提供证据"（Dimond，1994）。

法院采用的病案记录的方法往往是,如果没有进行记录,就没有实施检查(NMC,2005)。在决定相关资料及需要记录的内容时,需要专业判断,特别是如果患者的临床状况无明显变化,做了治疗却没有记录时。

注册的护士具有专业和法律双重义务,因此,在记录时,要做到以下几点:

- 对患者进行全面的护理评估,包括已计划和提供的护理。
- 记录需要包括任何针对患者病情变化而采取的措施的相关信息。
- 履行对患者的照顾义务,杜绝任何危及患者安全的行为。
- 为患者的持续护理做出安排。

注册护士还负责将记录保存给非注册从业者的多专业团队成员。例如,如果将记录委托给预注册的学生护士或医疗助理,则必须确保执行任务的能力并提供足够的监督。所有此类条目都必须附加签名。

1990 年《访问健康记录法》赋予患者访问其在 1991 年 11 月 1 日之后手动维护的健康记录的权利。1998 年《数据保护法》赋予患者访问其计算机保存记录的权利。2000 年《信息自由法》授予任何人访问 1998 年《数据保护法》(NMC,2005)未涵盖的所有信息的权利。

若信息会影响患者的身体或心理健康,或者会侵犯另一个患者的隐私,必要时刻保密(NMC,2005)。如果决定保密隐瞒信息,必须在患者的病历中清楚地记录这样做的理由。

结论

本章概述了如何记录好病案记录,讨论了良好记录的重要性,强调了记录中常见缺陷,并描述了记录好病案记录的原则,概述了与记录保存相关的法律问题。

参考文献

Dimond B (1994) *Legal Aspects in Midcvifery*. Books for Midwives Press,Altrincham,Cheshire.

Dimond B (2005) Exploring common deficiencies that occur in record keeping *Br J Nursing* 14(10):568 – 570.

Drew D,Jevon P,Raby M (2000) *Resuscitation of the Newborn*. Butterworth Heinemann,Oxford.

Jevon P,Ewens B (2007) *Monitoring the Critically Ill Patient*,2nd edn. Blackwell Publishing,Oxford.

Nursing and Midwifery Council (NMC) (2005) *Guidelines for Records and Record Keeping*. NMC,London.

Nursing and Midwifery Council (NMC)(2008) *The Code: Standards of Conduct,Performance and Ethics for Nurses and Midwives*. NMC,London.

索　引

207,208

肠鸣音　　116,117

呼吸　　7,12,24,25,27,34,36,46,59,65,66,72,74,82，
83,85,87,91,95,97—99,105,110,196,197,199,200，
202—205

危重患者的评估　　196

支气管呼吸　　95,97,98,203

浮髌试验　　172

小腿肌肉　　177,186

检查　　1,2,5,15—19,21,30,36—38,45—47,49,51—
53,63,65,66,74,77,78,81—88,91,92,94,99—101，
103—108,110,111,113,114,116—122,124,130—135，
137,138,141,142,145—148,150,152—156,159—162，
165,167—170,172,174—176,178,180—190,192,195—
197,203—208,211,215

毛细血管再充盈时间　　46,47,50

测量　　45,50—52,55,56,58,60,61,77,78,88,90,130，
132,133,169,170,176,205

心血管系统　　6,16,45,46,78

检查　　1,2,5,15—19,21,30,36—38,45—47,49,51—
53,63,65,66,74,77,78,81—88,91,92,94,99—101，
103—108,110,111,113,114,116—122,124,130—135，
137,138,141,142,145—148,150,152—156,159—162，
165,167—170,172,174—176,178,180—190,192,195—
197,203—208,211,215

临床检查　　1,14,15,118,196,213